DANIELA MAINZER

# 111 Genießer-Rezepte bei Histamin-Intoleranz

## Beschwerdefrei leben mit der richtigen Ernährung

Mit vielen praktischen Tipps für den Alltag

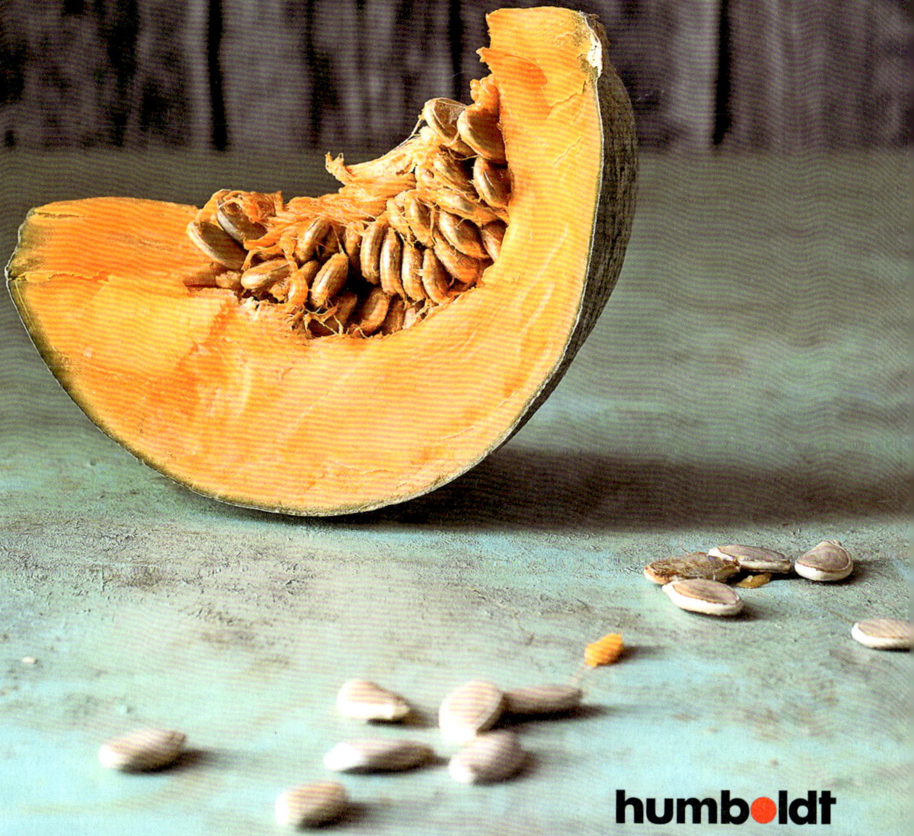

humboldt

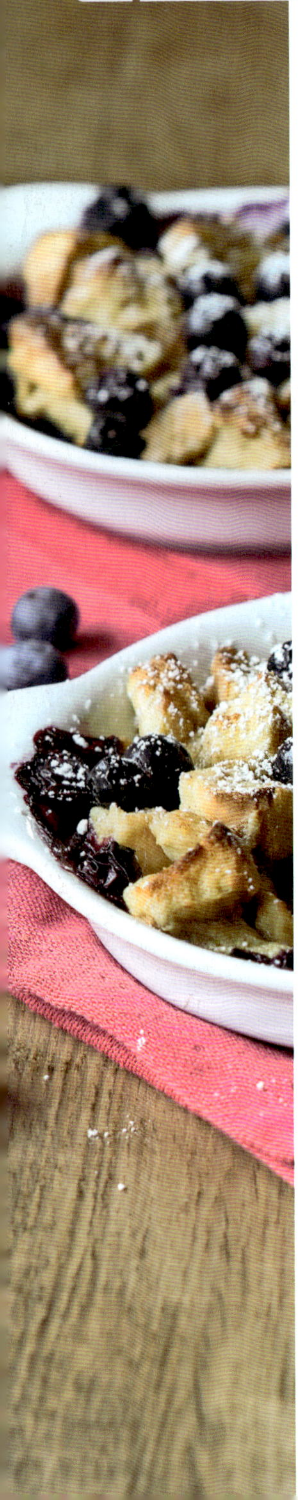

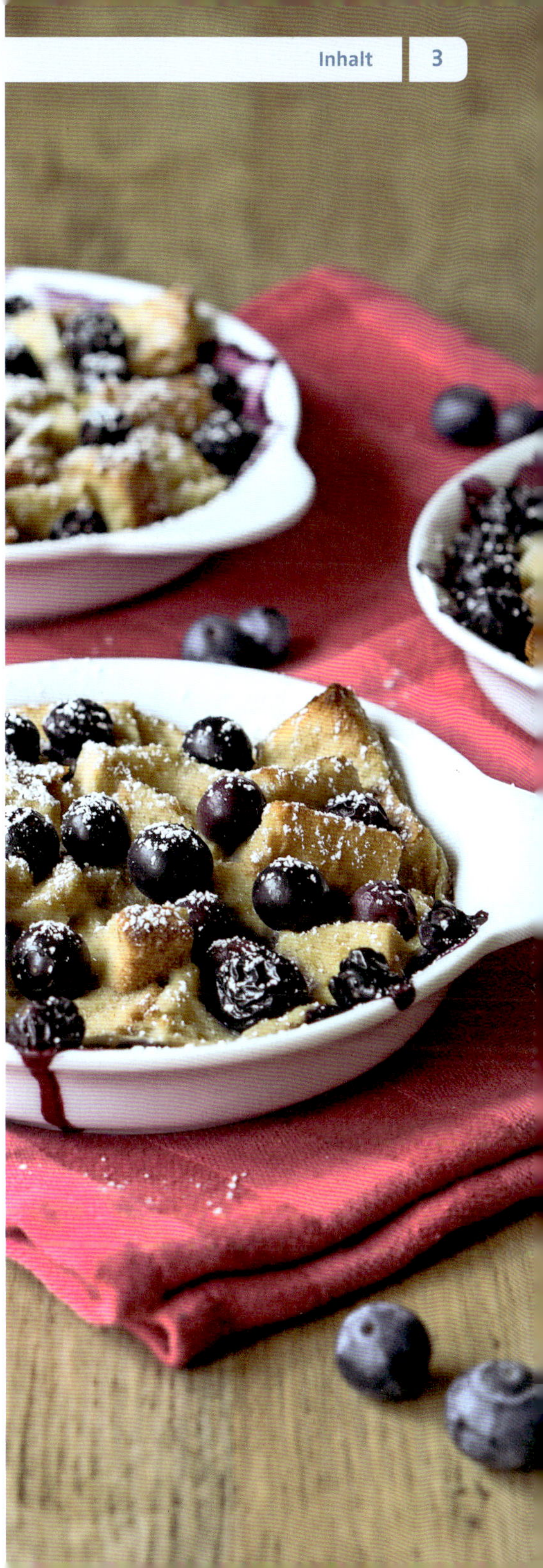

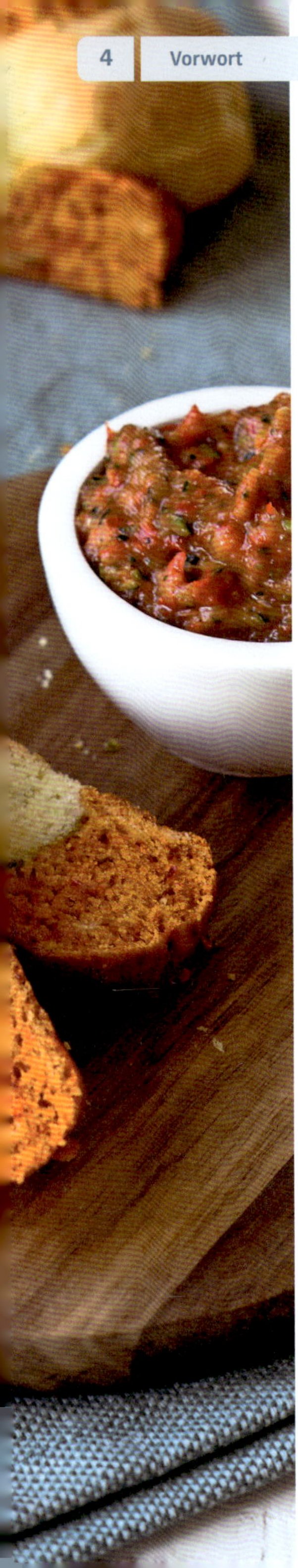

# VORWORT

Liebe Leserinnen und Leser,

es freut mich, dass Sie sich für dieses Buch entschieden haben und mit meiner Hilfe Ihre Histamin-Intoleranz in den Griff bekommen und in ein beschwerdefreies Leben starten wollen.

Ich selbst erfuhr 2013 durch eine Provokationstestung von meiner Histamin-Intoleranz. Davor bedurfte es vieler Arztbesuche, diverser Krankenhausaufenthalte und viel eigener Recherche, bis die Abbaustörung tatsächlich offiziell diagnostiziert wurde.

Nach der Diagnose war ich zum einen erleichtert, endlich den Grund für meine Symptome zu kennen. Zugleich wurde mir bewusst, dass sich nun einiges in meinem Leben ändern muss. Durch eine konsequent histaminarme Ernährung und dank meiner Nachforschungen zum Thema Histamin-Intoleranz, kann ich heute gut damit umgehen und ein fast beschwerdefreies Leben führen.

Das auch zu erreichen, dabei möchte ich Sie unterstützen!

Ich bin weder Ernährungsberaterin noch Ärztin, aber ich habe in den letzten Jahren als Betroffene viel ausprobiert und dazugelernt. Seit 2014 gebe ich mein Wissen auch auf meinem Blog www.danielas-foodblog.de weiter und veröffentliche dort regelmäßig histaminarme Rezepte.

Den Alltag mit Histamin-Intoleranz zu meistern ist sicherlich eine Umstellung, aber auch bei eingeschränkter Lebensmittelauswahl lassen sich schmackhafte Gerichte zubereiten. Wie das möglich ist, erfahren Sie in diesem Buch.

Ich wünsche Ihnen, dass Sie Ihren neuen, histaminarmen Alltag aktiv angehen und dass Sie mithilfe dieses Buchs Freude am histaminarmen Kochen und Backen haben.

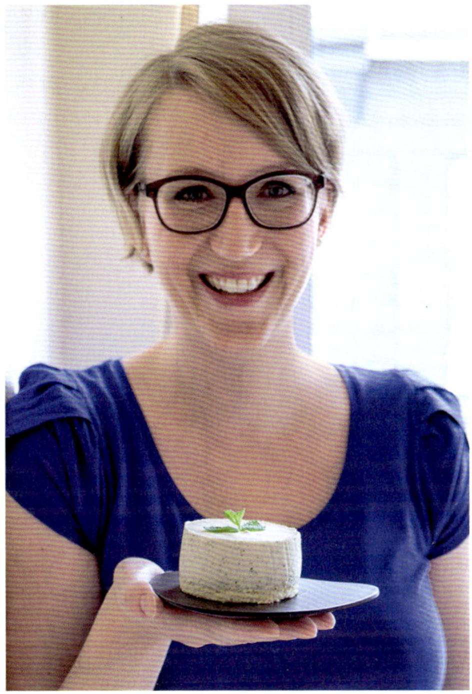

Ihre

*Daniela Mainzer*

*Bitte bedenken Sie: Bei einem Verdacht auf Histamin-Intoleranz und insbesondere vor einer Ernährungsumstellung sollte die Ursache von einem Arzt professionell diagnostiziert werden, da viele verschiedene Auslöser zu einer Histamin-Intoleranz führen können.*

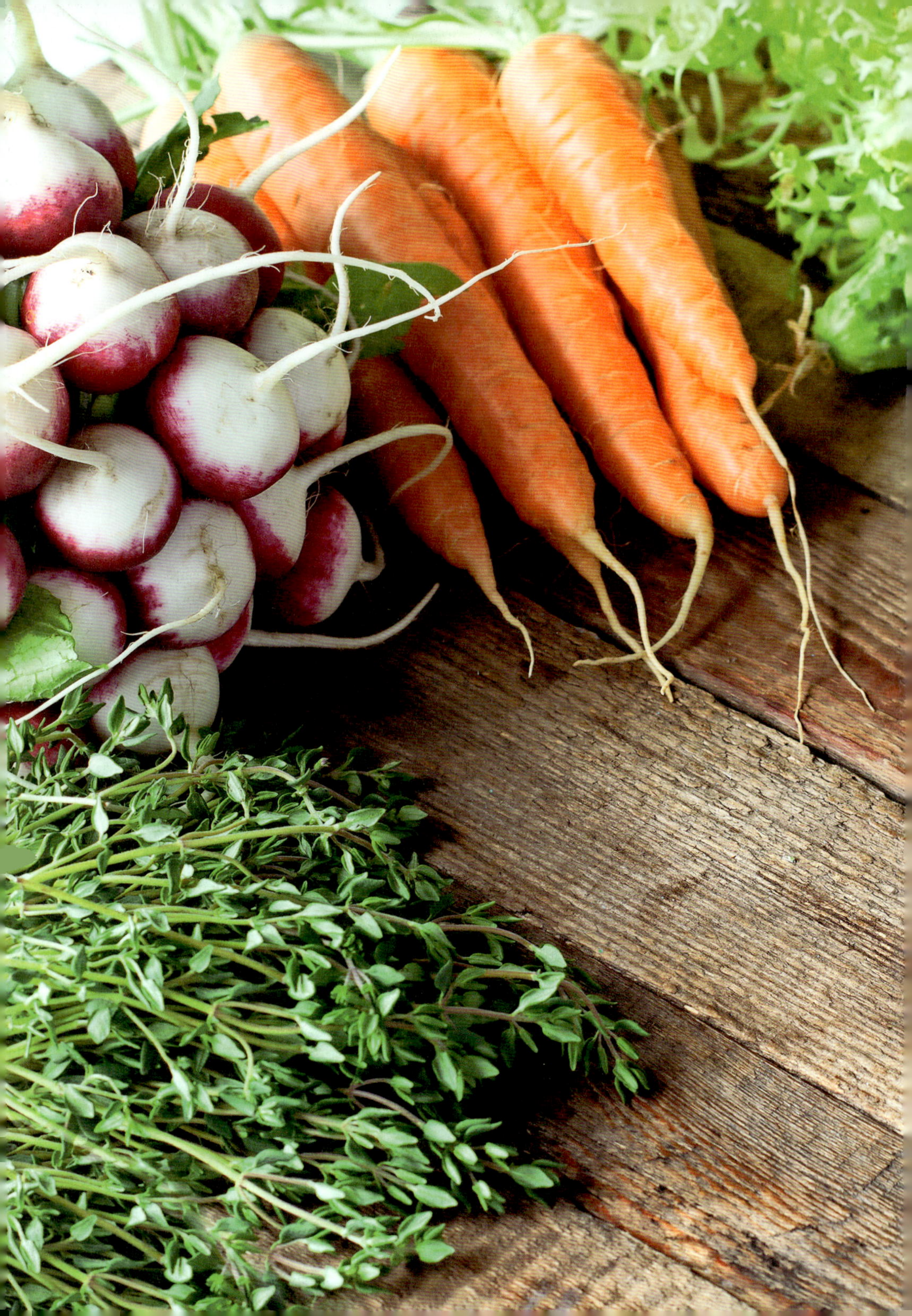

# HISTAMIN-INTOLERANZ – WICHTIG ZU WISSEN

In diesem Kapitel erfahren Sie, was die Diagnose Histamin-Intoleranz bedeutet, und vor allem wie Sie lernen können, konstruktiv damit umzugehen. Was können Sie problemlos essen? Was gilt es bei Einkauf und Zubereitung der Lebensmittel zu beachten? Wie lässt sich die Ernährung so umstellen, dass sich die Beschwerden bessern? Wie schaffen Sie es, die neuen Ernährungsgewohnheiten im Alltag umzusetzen? Beachtet man ein paar Grundregeln, die hier vorgestellt werden, lässt sich mit Histamin-Intoleranz gut und nahezu beschwerdefrei leben!

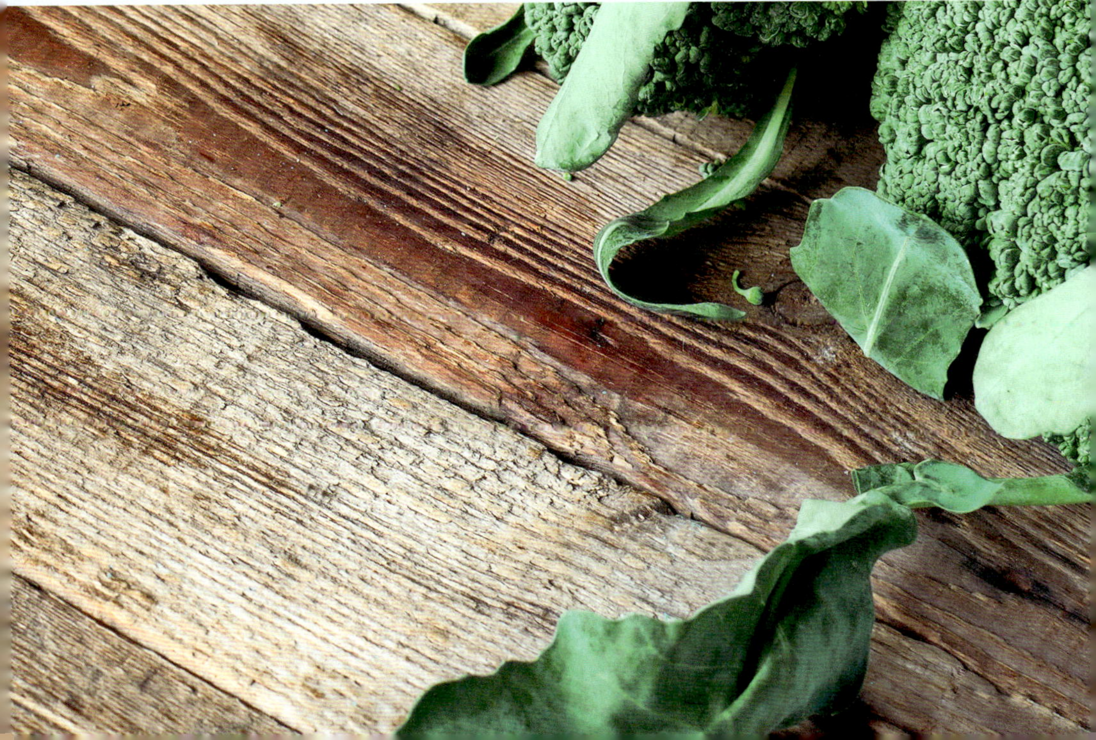

# Histamin-Intoleranz – was verbirgt sich hinter dieser Diagnose?

Nicht selten geht der Diagnose Histamin-Intoleranz ein längerer Leidensweg voraus. Vielleicht haben Sie es auch so erlebt: Betroffene gehen etliche Male zum Hausarzt und meist auch zu verschiedenen Fachärzten, bevor klar ist, warum sie unter ihren Beschwerden leiden. Denn die Symptome einer Histamin-Intoleranz beschränken sich keineswegs immer auf Magen und Darm, sondern sind vielfältig und könnten immer auch von anderen Erkrankungen herrühren.

> !
>
> Durch Bluttest, Ernährungsberatung, Darmspiegelung oder Provokationstest lässt sich eine Histamin-Intoleranz ermitteln.

Ob durch einen Bluttest, eine Ernährungsberatung, eine Darmspiegelung oder einen Provokationstest – es gibt viele Möglichkeiten, eine Histamin-Intoleranz zu ermitteln. Ist die Diagnose einmal gestellt, können Sie endlich aufatmen, denn nun wissen Sie, wo Sie ansetzen können, damit sich Ihre Beschwerden bessern.

## Was ist eine Histamin-Intoleranz?

Eine Histamin-Intoleranz ist eine Lebensmittelunverträglichkeit. Histamin ist eine chemische Verbindung, die praktisch in allen Lebensmitteln vorkommt, allerdings in unterschiedlicher Menge. Wir nehmen Histamin täglich über die Nahrung auf (durchschnittlich etwa 4 Milligramm am Tag). Für die meisten Menschen ist dies unproblematisch. Bei manchen Menschen kann der Körper das Histamin jedoch gar nicht oder nicht in ausreichendem Maße abbauen. Sie haben eine Abbaustörung. Dadurch entsteht ein Überschuss an Histamin im Körper und daraus resultiert die Intoleranz.

Histamin kommt aber auch als Gewebehormon im Körper vor und erfüllt wichtige Aufgaben, z. B. das Anregen der Magensaftproduktion, die Steigerung der Darmbewegung, Senkung des Blutdrucks, Regulation des Schlaf-wach-Rhythmus. Der Körper ist also nie komplett histaminfrei. Darüber hinaus ist Histamin an Entzündungsprozessen im Körper beteiligt. Bei Menschen, die von Histamin-Intoleranz betroffen sind, können auch die Mastzellen, bestimmte Entzündungszellen, im Körper mehr Histamin freisetzen, als der Körper vertragen kann.

Ist das Histaminlevel im Körper zu hoch, treten bei Menschen mit Histamin-Intoleranz allergieähnliche Symptome auf. Es ist daher unumgänglich, den Histaminspiegel durch eine histaminarme Ernährung konsequent niedrig zu halten. Denn letztlich ist der Körper ohnehin nie völlig histaminfrei.

## Mögliche Symptome

Die Symptome bei einer Histamin-Intoleranz sind vielfältig. Es gibt nicht das *eine* Symptom. Jeder Mensch mit Histamin-Intoleranz hat mit anderen Beschwerden zu kämpfen als andere Betroffene. Das macht eine Diagnose nochmals schwieriger. Weil das Immunsystem an dieser Lebensmittelunverträglichkeit nicht beteiligt ist, spricht man übrigens von einer Pseudoallergie.

Da der Darm oft von der Histamin-Intoleranz betroffen ist, sind Magen-Darm-Beschwerden häufig Anzeichen für die Unverträglichkeit. Allerdings gibt es durchaus Betroffene, die keinerlei Symptome im Magen-Darm-Bereich haben.

Folgende Beschwerden können durch eine Histamin-Intoleranz ausgelöst werden:

- Atemwegsbeschwerden
- Migräne
- Triefnase
- Kreislaufstörungen
- Nesselsucht
- Erschöpfung
- Angstzustände
- Herzrasen

!

Die Vielfältigkeit der Symptome machen es Arzt und Patient oft schwer, auf eine Histamin-Intoleranz zu schließen.

Die Beschwerden können sowohl unmittelbar als auch bis zu 72 Stunden nach dem Verzehr histaminreicher Lebensmittel auftreten. Diese Tatsache und die Vielfältigkeit der Symptome machen es Arzt und Patient oft schwer, auf eine Histamin-Intoleranz zu schließen. Eine Triefnase könnte doch auch eine Pollenallergie sein. Und starke Kopfschmerzen kann man in stressigen Situationen eben auch mal haben.

Dass sich all diese Beschwerden durch eine histaminarme Kost und konsequente Ernährung bessern lassen, erscheint den meisten Betroffenen kaum möglich. Doch können Sie mit der richtigen Ernährung genau das tun und die Symptome deutlich mildern.

## Ist histaminarm auch gleich histaminfrei?

!

Histaminfreie Lebensmittel gibt es nicht.

Wenn Sie nach Informationen zu histaminarmen Lebensmitteln oder Rezepten suchen, werden Sie sicherlich dabei oft auch auf das Wort „histaminfrei“ stoßen. Diese Bezeichnung führt zwar oft zu passenden Suchergebnissen, histaminfreie Lebensmittel gibt es allerdings nicht.

Jedes Lebensmittel enthält Histamine, sodass diese Bezeichnung irreführend ist. Je nach Lagerung und Zubereitung entwickeln sogar histaminarme Lebensmittel mehr Histamine. Histaminfrei bedeutet also lediglich histaminarm.

## Was sind Liberatoren und Hemmer?

Neben histaminreichen Lebensmitteln, die Sie unbedingt meiden sollten, gibt es noch sogenannte Liberatoren und Hemmer.

Liberatoren sorgen für eine zusätzliche Freisetzung von Histamin im Körper. Leider lässt sich die Unverträglichkeit von Liberatoren oftmals schwerer nachweisen als die von histaminreichen Lebensmitteln, da das Histamin über einen längeren Zeitraum freigesetzt wird. Als Liberatoren bezeichnete Lebensmittel machen Ihnen also über einen längeren Zeitraum das Leben schwer.

Sie sollten deshalb auf jeden Fall auf sie verzichten, um Ihr Histaminlevel niedrig zu halten.

Als **Liberatoren** gelten unter anderem:

- Avocado
- Kakao/Schokolade
- Zitrusfrüchte
- Bohnen
- Soja
- Erdbeeren
- Tomaten

Zudem gibt es Histamin-Hemmer, die den Abbau des Histamins zusätzlich hemmen. Da Sie mit der Histamin-Intoleranz ohnehin schon eine Abbaustörung haben, sollten Sie keine Nahrungsmittel zu sich nehmen, die den Histaminabbau zusätzlich behindern.

Zu **Histamin-Hemmern** zählen:

- Alkohol
- Schwarztee
- einige Medikamente

## Die individuelle Toleranzgrenze

Jeder von Histamin-Intoleranz Betroffene hat eine individuelle Toleranzgrenze. Jeder muss deshalb selbst austesten, auf welche Lebensmittel er reagiert. Genauso müssen Sie für sich auch herausfinden, ab welchem Histaminlevel im Körper die Symptome auftreten.

So können bei einem Betroffenen bereits nach einer Erdbeere Magen-Darm-Beschwerden auftreten, ein anderer kann dagegen vielleicht sogar drei oder vier Erdbeeren essen, ohne Probleme zu bekommen.

Die individuelle Toleranzgrenze hängt auch immer vom momentanen Histaminlevel im Körper ab. Haben Sie sich längere Zeit konsequent histaminarm ernährt, dürfen Sie auch mal klei-

!

Die individuelle Toleranzgrenze hängt auch immer vom momentanen Histaminlevel im Körper ab.

ne Sünden begehen. Aber auch hier ist wichtig: Jeder reagiert anders. Testen Sie daher immer nur vorsichtig und in kleinen Mengen, um Ihre individuelle Toleranzgrenze herauszufinden.

## Was kann ich jetzt noch essen?

!

Weitere Tipps zur Verträglichkeit bestimmter Lebensmittel finden Sie auch im Kapitel „Tipps für den Einkauf".

Welche Lebensmittel vertragen werden, hängt immer auch von der individuellen Toleranzgrenze ab. Trotzdem gibt es einige generelle Dinge, die Sie beachten können und die Ihnen helfen, nach der Diagnose den richtigen Weg bei Ihrer Ernährung einzuschlagen.

### Das darf in keiner Küche fehlen

Da es bei Histamin-Intoleranz enorm wichtig ist, dass die Lebensmittel ganz frisch sind, sollten Sie regelmäßig einkaufen gehen. So haben Sie immer frische Produkte im Haus. Dennoch ist es natürlich sinnvoll, einige Lebensmittel stets vorrätig zu haben.

Dazu zählen Grundnahrungsmittel wie **Mehl, Reis** und **Kartoffeln**. Aber auch **Haferflocken** sind gut verträglich und vielseitig einsetzbar. Neben **Meersalz, weißem Pfeffer** und **Rapsöl** sollten Sie **Süßrahmbutter** und **frische Milch** (aus dem Kühlregal) stets im Haus haben. Zum Backen gehören **Zucker** oder **Agavendicksaft** sowie **Weinstein-Backpulver** ins Vorratsregal.

### Grundsätzlich verträglich

Auch wenn Sie bei einer Histamin-Intoleranz auf einiges verzichten müssen, gibt es auch viele gut verträgliche Lebensmittel, mit denen Sie in der Küche kreativ werden können und die eine abwechslungsreiche Ernährung garantieren.

Regelmäßig einkaufen können Sie deshalb histaminarmes **Gemüse** und histaminarmen **Salat** wie:

| | | |
|---|---|---|
| Blumenkohl | Kürbis | Rote Bete |
| Brokkoli | Mangold | Salatgurke |
| Eisbergsalat | Möhren | Sellerie |
| Feldsalat | Paprika | Spargel |
| Fenchel | Radieschen | Zucchini |
| Kopfsalat | Rettich | |

Folgende **Obstsorten** sind histaminarm und daher ebenfalls empfehlenswert:

| | | |
|---|---|---|
| Äpfel | Cranberrys | Pfirsiche |
| Aprikosen | Johannisbeeren | Quitten |
| Blaubeeren | Kirschen | Rhabarber |
| Brombeeren | Nektarinen | |

Bei **Fleisch und Fisch** sollten Sie ganz besonders auf die Frische achten. Hier empfiehlt sich:

| | | |
|---|---|---|
| Ente | Pute | Lachs |
| Hähnchen | Rindfleisch | Zander |
| Kalbfleisch | Forelle | |

## Verträglichkeit gezielt testen

Auf die Frage, ob ein bestimmtes Lebensmittel verträglich ist, gibt es leider nicht immer eine klare Antwort. Einige Lebensmittel müssen Sie deshalb im Rahmen einer Testphase (siehe S. 17) ausprobieren, um herauszufinden, ob sie für Sie verträglich sind und in welcher Menge.

Umstritten und daher vorsichtig zu testen sind unter anderem folgende Lebensmittel:

| | | | |
|---|---|---|---|
| **Eier** | Eigelb ist verträglich, Eiweiß leider nicht, daher ausprobieren | **Mandeln** | Auch wenn Nüsse eher unverträglich sind, werden Mandeln hin und wieder vertragen |
| **Essig** | Meist nur in kleinen Mengen verträglich, am besten Apfelessig verwenden | **Mango** | Je nach Reifegrad, als Tiefkühlware meist verträglicher |
| **Hefe** | Verträglichkeit stark abhängig von der Menge und Gehzeit | **Marzipan** | So wie Mandeln kann auch Marzipan in kleinen Mengen verträglich sein. Vorsichtig probieren! |
| **Joghurt und Buttermilch** | Je nach Säuregärung des individuellen Produkts sehr unterschiedlich verträglich | **Vanille** | Schoten sind fermentiert, eventuell wird künstliches Vanillin sogar besser vertragen. Vorsichtig testen! |
| **Knoblauch** | Gekocht besser verträglich als frisch | **Zwiebeln** | Je nach Sorte tolerierbar, am besten mit weißen Zwiebeln beginnen |

## Nicht geeignete Lebensmittel

Leider müssen einige Lebensmittel vom Speiseplan gestrichen werden. Ihre Unverträglichkeit ist hinreichend geklärt, sodass Sie in jedem Fall darauf verzichten sollten. Selbstverständlich kommt es auch bei diesen Lebensmitteln auf die Menge und Ihre individuelle Toleranzgrenze an. Ein Test empfiehlt sich jedoch erst, wenn die Diagnose feststeht und Sie sich schon eingehend damit beschäftigt haben, was Sie vertragen und was nicht.

Unbedingt verzichten sollten Sie auf:

| | |
|---|---|
| Bananen, Erdbeeren und Himbeeren | Fischkonserven wie Sardellen und Thunfisch |
| Zitrusfrüchte (Orangen, Limetten, Zitronen) | Meeresfrüchte aller Art |
| Tomaten in allen Varianten (ob frisch, als Mark oder getrocknet) | Nüsse, insbesondere Walnüsse und Haselnüsse |
| Fermentiertes oder eingelegtes Gemüse | Scharfe Gewürze wie Chili oder Senf |
| Pilze | Schokolade (auch Kakao) |
| Geräuchertes oder gepökeltes Fleisch oder entsprechende Wurst | Alkohol in allen Varianten (auch beim Kochen!) |
| Lange gereifte Käsesorten und Hartkäse | |

## Was bei der Zubereitung zu beachten ist

Um Ihren Histaminspiegel niedrig zu halten, sollten Sie möglichst frisch kochen und Lebensmittel nur dann wieder erwärmen, wenn kein tierisches Eiweiß enthalten ist, sie also vegan sind. Sonst können sich auch Lebensmittel, die eigentlich histaminarm sind, zu echten Histaminbomben entwickeln. Machen Sie sich daher im Vorfeld Gedanken, ob das Gericht, das Sie kochen, erneut erwärmt werden soll, und verwenden Sie dann keine tierischen Produkte bei der Zubereitung.

!

Soll ein Gericht noch mal erwärmt werden, dann bereiten Sie es ohne tierische Produkte zu.

Grundsätzlich ist es nicht zu empfehlen, gekochte Gerichte lange aufzubewahren. Haben Sie ein Rezept gekocht, das Sie am Folgetag noch mal essen wollen, sollten Sie es zügig abkühlen – also schnellstmöglich, eventuell sogar noch warm, in den Kühlschrank stellen.

Auch das Auftauen von tiefgekühlten Lebensmitteln sollte schnell passieren. Geben Sie tiefgekühltes Gemüse direkt in den

Topf oder braten Sie tiefgekühlten Fisch langsam in der Pfanne. Lassen Sie TK-Lebensmittel nicht langsam über mehrere Stunden auftauen, da sie sich sonst zu Histaminbomben entwickeln können.

## Drei Schritte zu einem neuen Alltag

!

In drei Schritten lassen sich die Symptome lindern.

Um Ihren Alltag mit Histamin-Intoleranz zu meistern, sind nach der Diagnose zunächst drei Schritte nötig. Sie helfen Ihnen dabei, herauszufinden, auf welche Lebensmittel Sie reagieren und welche Symptome sie auslösen.

Oftmals sind die Symptome nach der ersten Diagnose nur schwer auf bestimmte Lebensmittel zurückführbar. Daher ist es wichtig, ganz genau zu analysieren und so den eigenen Weg zu finden. Das mag mühsam erscheinen. Doch die Belohnung für diese Arbeit ist, ein symptomarmes, wenn nicht sogar symptomfreies Leben zu führen. Wenn das kein Anreiz ist …

### 1. Schritt: die Karenzzeit

Der erste Schritt ist die sogenannte „Kartoffel-Reis-Diät“. Der Name lässt schon ahnen, worum es geht. Es werden ausschließlich Kartoffeln, Reis und Meersalz gegessen – zu jeder Mahlzeit. Diese Lebensmittel haben ein niedriges Allergielevel und lösen nur sehr selten Unverträglichkeiten aus, daher beginnen Sie damit.

Kochen Sie zum Beispiel morgens Kartoffeln und geben Sie etwas Salz darüber, mittags essen Sie gekochten Reis, der leicht gesalzen wurde, und abends wieder Salzkartoffeln. Im Tagesverlauf können Sie die genannten Lebensmittel selbstverständlich austauschen, nur weitere sollten Sie in der Karenzzeit nicht zu sich nehmen. Trinken Sie dazu stilles Wasser mit einem niedrigen Sulfatgehalt.

Zugegebenermaßen ist das keine genussvolle Zeit. Hier geht es darum, durch Weglassen praktisch aller Lebensmittel, Ihr Histaminfass zu leeren. Das Histaminlevel in Ihrem Körper wird dabei so weit wie möglich reduziert.

Die Karenzzeit sollte mindestens 3 Tage betragen und 5 Tage nicht überschreiten. Wenn Sie auf Histamin reagieren, ist eine Verbesserung Ihrer Symptome in dieser Zeit sehr wahrscheinlich.

> !
> Die Karenzzeit sollte mindestens 3 Tage betragen und 5 Tage nicht überschreiten.

## 2. Schritt: die Testphase

Haben Sie die Karenzzeit erfolgreich gemeistert, können Sie in die Testphase gehen. In dieser Zeit dürfen Sie neue, histaminarme Lebensmittel zu Kartoffeln, Reis, Meersalz und Wasser in Ihren Speiseplan integrieren. Sehr wichtig ist dabei, dass Sie dies aber nach und nach tun.

Testen Sie alle 3 Tage ein neues Lebensmittel. Es empfiehlt sich zunächst ein Rapsöl oder Süßrahmbutter zuzufügen; im Anschluss Zucchini oder Hähnchen. Auch diese Phase der Ernährungsumstellung ist nicht einfach und etwas langwierig, lohnt sich aber, damit Sie schließlich einen beschwerdefreien Alltag führen können.

Da bei Histamin-Intoleranz die Symptome nach maximal 72 Stunden auftreten, können Sie nur durch Einhaltung der 3-Tage-Regel wirklich herausfinden, worauf Sie reagieren. Dabei hilft Ihnen Ihr persönliches Ernährungstagebuch, das Sie akribisch führen sollten. Notieren Sie darin alle Lebensmittel, die Sie zu sich nehmen, mit genauer Uhrzeit sowie Hersteller oder Marke.

> !
> Nur durch Einhaltung der 3-Tage-Regel lässt sich herausfinden, auf welche Lebensmittel Sie reagieren.

Markieren Sie die neuen Lebensmittel immer mit einer bestimmten Farbe und haken Sie diese ab, wenn Sie nach 72 Stunden keine Symptome darauf zurückführen können. Ist das der Fall, können Sie diese Zutaten natürlich sofort in Ihren täglichen Speiseplan aufnehmen.

Auf diese Weise erarbeiten Sie sich nach und nach Ihre persönliche Verträglichkeitsliste.

Natürlich können in dieser Phase auch immer wieder Rückschläge eintreten. Wenn Sie eine diagnostizierte Histamin-Intoleranz haben und zunächst nur klar histaminarme Lebensmittel zu sich nehmen, sollten sich die Reaktionen auf ein Minimum reduzieren lassen. Dennoch kann es natürlich zu Beschwerden kommen.

Auch die Beschwerden gehören, ganz exakt beschrieben, in Ihr Ernährungstagebuch. Wie lange nach dem Essen dauerte es bis zu den ersten Symptomen? Welche Symptome waren es genau? Und wann besserten sich diese wieder? Markieren Sie zudem das Lebensmittel, das die Beschwerden ausgelöst hat, als unverträglich und verwenden Sie es nicht mehr für Ihre Ernährung.

So könnte Ihr Ernährungstagebuch aussehen

| SAMSTAG, 3. AUGUST | | | | | |
|---|---|---|---|---|---|
| UHRZEIT | NAHRUNGSMITTEL | MARKE/LADEN | + 72 STUNDEN | OK? | BESCHWERDEN |
| 08:00 | 1 Apfel | Gala / Markstand Schmitz | Di, 6. August, 8:00 | | |
| 08:05 | Stilles Wasser (200 ml) | Eigenmarke „XYZ" | verträglich, schon getestet | | |
| 12:00 | 5 Kartoffeln | Celina / Markstand Schmitz | verträglich, schon getestet | | |
| 14:00 | 1 Joghurt (200 g) | Bio-Eigenmarke „XYZ" | Di, 6. August, 14:00 | unklar | Leichte Kopfschmerzen, unmittelbar für ca. 4 Stunden |
| 14:00 | Stilles Wasser (300 ml) | Eigenmarke „XYZ" | verträglich, schon getestet | | |
| | | | | | |
| | | | | | |

## 3. Schritt: der neue Alltag mit Wochenplan

Ihren neuen Alltag haben Sie bereits während der Testphase kennengelernt. So gehen Sie fließend über zum dritten Schritt der Ernährungsumstellung. Ein Ernährungstagebuch ist nämlich grundsätzlich eine Hilfe, auch wenn Sie Ihren neuen Alltag schon gut meistern.

Das Wichtigste am dritten Schritt ist das Erstellen eines Wochenplans. Dieser Plan hilft Ihnen, sich im Vorfeld zu überlegen, welche Gerichte und Lebensmittel Sie in der kommenden Woche essen wollen. Das ist besonders hilfreich, wenn Sie im Berufsleben stehen oder unter der Woche wenig Zeit haben. So durchdenken und planen Sie einmal ordentlich die komplette Woche und überlegen sich im Voraus, wann Sie welche Gerichte zubereiten. Besonders, wenn Sie Brot selbst backen wollen oder besondere Feste wie Geburtstage oder Grillabende anstehen, nehmen Sie sich so den Stress, spontan histaminarm kochen oder backen zu müssen.

!

Das Erstellen eines Wochenplans hilft enorm, die neue Ernährungsweise im Alltag umzusetzen.

Im Wochenplan sollte also neben den vorgesehenen Gerichten auch die Zeit für die Zubereitung stehen (oder zumindest an welchem Tag sie stattfinden soll). Außerdem notieren Sie darauf, wann Sie einkaufen, und halten auch schon grob fest, was Sie kaufen werden, um den Wochenplan umsetzen zu können.

Die Vorlage zeigt Ihnen, wie der Wochenplan aufgebaut werden kann. Passen Sie diesen Ihrem Lebensmodell an, je nachdem, ob Sie mittags kochen oder abends, am Wochenende viel unterwegs sind oder vielleicht genau dann viel Zeit für Vorbereitungen haben.

Vorlage für Ihren Wochenplan inkl. Beispielplanung

| | SAMSTAG | SONNTAG | MONTAG |
|---|---|---|---|
| Frühstück | French Toast Auflauf mit Blaubeeren | Pancakes mit Johannisbeeren | Knuspermüsli mit Joghurt und Apfel |
| Mittagessen | Frikadellen, Brokkoli und Kartoffeln | Salat mit Putenbrust | Spitzkohl-Quiche |
| Abendessen | Kartoffelbrötchen mit verträglichem Aufschnitt | Spitzkohl-Quiche → | Haferflockenbrot mit verträglichem Aufschnitt |
| sonstiges | | Apfelkuchen bei Oma | |
| Einkauf | • Rinderhack<br>• Brokkoli<br>• Kartoffeln<br>• Aufschnitt<br>• Eier<br>• Johannisbeeren<br>• Salat<br>• Putenbrust<br>• Spitzkohl<br>• Bio-Sahne<br>• Äpfel<br>• Joghurt<br>• Quark<br>• Haferflocken | | • Aufschnitt<br>• Blaubeeren<br>• Gemüse<br>• Mehl<br>• Joghurt<br>• Milch |
| vorbereiten | Apfelkuchen für Oma | Knuspermüsli | Haferflockenbrot |

| DIENSTAG | MITTWOCH | DONNERSTAG | FREITAG |
|---|---|---|---|
| Knuspermüsli mit Quark und Blaubeeren | Knuspermüsli mit Joghurt und Apfel | 30-Minuten-Hörnchen mit Marmelade | 30 Minuten-Hörnchen mit Honig |
| Haferflockenbrot mit verträglichem Aufschnitt | Gemüseeintopf mit Pfannenbrot | Wraps mit Hähnchen und Salat | Salat mit Lachs und Joghurtdressing |
| Gemüseeintopf mit Pfannenbrot | Haferflockenbrot mit verträglichem Aufschnitt | Kartoffel-Möhren-Rösti mit Lachs | Vegetarisches Ofengemüse mit Kräuterquark |
| | | | |
| | • Quark<br>• verträgliche Marmelade<br>• Eier<br>• Salat<br>• Hähnchen<br>• Kartoffeln<br>• Möhren<br>• Tiefkühl-Lachs | | • Paprika<br>• Möhren<br>• Zucchini<br>• Kartoffeln<br><br>Samstagmorgen:<br>• Blaubeeren für Scones |
| | 30-Minuten-Hörnchen | | |
| | Wraps | | |

**Beispiel-Wochenplan mit Rezepten aus diesem Buch**

Nehmen wir an, Sie beginnen mit Ihrem Wochenplan immer samstags, da Sie samstags Zeit genug haben, Ihre Woche und einen großen Einkauf zu planen.

Nach einem gemütlichen Frühstück mit leckerem **French-Toast-Auflauf** (siehe S. 60) machen Sie Ihren Wochenplan und gehen danach, die Lebensmittel einkaufen. Zu Mittag gibt es **Frikadellen mit Brokkoli und Salzkartoffeln** (siehe S. 107). Das Hackfleisch wurde beim Einkauf frisch durch den Fleischwolf gedreht und wird sofort verarbeitet, sodass es die Frische hat, auf die es bei Histamin-Intoleranz so sehr ankommt.

Da am Sonntag ein Familiengeburtstag ansteht, backen Sie einen **Apfelkuchen** (siehe S. 136). Und weil der Backofen ohnehin schon an ist, bereiten Sie aus den übrig gebliebenen Kartoffeln noch **Kartoffelbrötchen** zu (siehe S. 72), die Sie abends mit gut verträglichem Aufschnitt genießen können. Vielleicht bleiben ja auch noch ein paar Brötchen für Sonntag übrig.

Ihr Sonntag startet mit warmen **Pancakes** (siehe S. 56), die Sie mit Ahornsirup und frischen Johannisbeeren genießen. Mittags gibt es einen schnellen, grünen **Salat**, zu dem Sie ein paar Putenbruststreifen anbraten, denn nachmittags geht es mit dem gebackenen **Apfelkuchen** zur Familienfeier.

Abends bereiten Sie eine **Spitzkohl-Quiche** (siehe S. 93) zu, denn die schmeckt auch kalt prima, und so können Sie davon am nächsten Tag noch mal essen. Und auch hier nutzen Sie, dass der Ofen eh schon warm ist, und bereiten noch ein leckeres Knuspermüsli zu (siehe S. 37).

Die Woche startet mit Ihrem **Knuspermüsli**, das Sie mit Joghurt und Apfelstücken genießen. Montagmittag gibt es dann die kalte **Quiche** vom Vortag, die sicherlich jetzt sogar noch schmackhafter ist, weil sie durchgezogen ist. Der Tag endet mit klassischem Abendbrot, für das Sie ein **Haferflockenbrot** zubereiten (siehe S. 63) und mit frischem Aufschnitt belegen.

!

Viele Gerichte können Sie am nächsten Tag kalt genießen.

Der Dienstag beginnt erneut mit **Müsli,** und da mittags einige Termine anstehen, bleibt die Küche kalt. Abends genießen Sie einen **Gemüseeintopf** (siehe S. 86) mit **Pfannenbrot** (siehe S. 70). Da der Eintopf vegan ist, können Sie diesen auch am Folgetag noch mal erwärmen und mittags genießen.

Am Mittwoch müssen Sie dann noch mal etwas vorbereiten, falls das Knuspermüsli nicht für die ganze Woche reicht. Die **30-Minuten-Quarkhörnchen** (siehe S. 64) sind aber schnell zubereitet und ein leckeres Frühstück für die kommenden Tage. Da Sie sowohl Mittwochmittag als auch Mittwochabend schon vorbereitete Sachen essen, haben Sie auch Zeit die **Wraps** (siehe S. 45) für Donnerstag vorzubereiten.

Am Donnerstag starten Sie mit Ihren **Quarkhörnchen** in den Tag, mittags füllen Sie Ihre vorbereiteten **Wraps** und abends bereiten Sie dann **Kartoffel-Möhren-Rösti** mit Ofenlachs vor (siehe S. 146). Es lohnt sich hier ein Stück Lachs mehr zu machen, da Sie diesen am Freitagmittag mit **Salat** und Joghurtdressing (siehe S. 51) auch kalt genießen können.

Starten Sie dann Freitagabend mit vegetarischem **Ofengemüse** (siehe S. 112) ins Wochenende. Und denken Sie daran, dass Sie eventuell auch noch etwas für Ihr Frühstück am Samstag einkaufen.

Prinzipiell können auch Partner oder Familienmitglieder dasselbe essen wie die Person, die von der Histamin-Intoleranz betroffen ist. Die vorgestellten Rezepte sind lecker und schmecken allen gut. Selbstverständlich kann man für Nichtbetroffene aber auch histaminreiche Lebensmittel zu den Mahlzeiten kombinieren, zum Beispiel muss der Belag fürs Brot, eine Beilage oder das Obst für einen Nachtisch dann nicht zwingend histaminarm sein.

!

Prinzipiell können auch Familienmitglieder dasselbe essen wie die Person, die von der Histamin-Intoleranz betroffen ist.

**Und unterwegs?**

Sicherlich fragen Sie sich, ob Sie nach der Diagnose überhaupt noch mit Freunden auswärts essen können. Zugegebenermaßen macht eine Histamin-Intoleranz das natürlich etwas schwieriger. Trotzdem sollte es Sie nicht davon abhalten, einen schönen Abend mit Freunden oder Familie im Restaurant zu verbringen.

In den ersten Wochen nach der Diagnose und während der Karenzzeit ist das natürlich nicht möglich, aber wenn Sie die für Sie verträglichen Lebensmittel und die Toleranzgrenzen gut kennen, steht auch einem Besuch im Restaurant nichts entgegen.

!

Fragen Sie am besten vor einem Restaurantbesuch nach, ob es dort Gerichte auf der Karte gibt, die Sie vertragen.

Scheuen Sie sich nicht, im Vorfeld telefonisch oder persönlich nachzufragen, ob es Gerichte auf der Karte gibt, die Sie vertragen. Viele Restaurants sind froh, wenn Sie bei Lebensmittelintoleranzen im Vorfeld wissen, worauf Sie achten müssen. Wenn Sie über Ihre Histamin-Intoleranz und Einschränkungen erst vor Ort sprechen, sind Restaurantküchen oftmals weniger flexibel. Kündigen Sie daher schon frühzeitig an, was Sie essen können.

Empfehlenswert sind Gerichte, die wenig Zutaten enthalten und sehr pur sind. Ofenkartoffeln mit gebackenem Gemüse oder ein Steak mit selbst gemachten Pommes frites eignen sich hier zum Beispiel. Orientieren Sie sich bei der Auswahl des Gerichts an Ihrer persönlichen Lebensmittelliste. Verzichten Sie auf fertige Soßen, achten Sie auch auf scharfe Gewürze und unverträgliche Zusatzstoffe. Geben Sie bei Salat an, dass Sie sich Ihr Dressing selbst mitbringen – in der Regel sollte das kein Problem sein.

Fragen Sie beim Bestellen des Gerichts beim Küchenchef nach den Zutaten und weisen Sie immer darauf hin, wie wichtig die Richtigkeit der Angaben ist. Ein gut geführtes Restaurant kann Ihnen genau sagen, was in einem Gericht enthalten ist. So steht einem Restaurantbesuch nichts mehr im Wege.

Natürlich gibt es noch weitere Gründe, warum man nicht zu Hause essen kann. Ob das die Autofahrt in den Urlaub ist, eine Geschäftsreise oder eine Einladung zur Geburtstagsparty – im Rezeptteil ab Seite 35 finden Sie viele Gerichte, die Sie auch mitnehmen und unterwegs genießen können.

**Welche Rolle spielen Stress, Sport und Medikamente?**

Nicht allein die Ernährung beeinflusst den Histaminspiegel in Ihrem Körper. Stress und unangenehme Situationen können ebenso für Symptome sorgen. Erlernen Sie daher Entspannungstechniken und sorgen Sie für einen angenehmen Alltag, den Sie stressfrei meistern können. Treffen Sie Freunde und umgeben Sie sich mit Leuten, die Ihnen guttun. Eine positive Einstellung zum Leben und zu Ihrer Diagnose sorgen ebenfalls dafür, dass Ihr Histaminlevel nicht unnötig in die Höhe schnellt.

Überlegen Sie sich, welcher Sport der richtige für Sie ist. Ein gesunder, sportlicher Lebensstil ist auch bei Histamin-Intoleranz wichtig. Achten Sie aber darauf, das Thema stressfrei anzugehen. Überanstrengung und extremes Trainieren können ebenfalls zur Ausschüttung von Histamin führen, daher sollten Sie einen Sport wählen, der Ihnen psychisch gut tut und Ihr Stresslevel sinken lässt. Ob Joggen, Walken, Yoga, Pilates oder Mannschaftssport, der Ihnen gefällt – wenn Sie Ihren Sport ohne Stress ausüben, sorgt dies für Wohlbefinden und ist damit auch bei Histamin-Intoleranz empfehlenswert.

Überprüfen Sie auch Ihren Medizinschrank. Egal ob Sie regelmäßig Medikamente einnehmen müssen oder nur hin und wieder mal ein Schmerzmittel brauchen. Medikamente können unerwünschte Reaktionen auslösen, daher sollten sie die Inhaltsstoffe mit Ihrem Arzt besprechen. Manchmal gibt es das gleiche Medikament von unterschiedlichen Herstellern, sodass sich eine Rücksprache zum Thema Histamin-Intoleranz lohnt.

> **!**
> Auch Stress kann den Histaminspiegel ungünstig beeinflussen.

## Tipps für den Einkauf

Der erste Einkauf nach der Diagnose Histamin-Intoleranz wird etwas Zeit in Anspruch nehmen, weil Sie die Zutatenlisten auf den Lebensmitteln lesen müssen. Daher sollten Sie im Vorfeld gut planen, was Sie alles brauchen, und dann mit ausreichend Zeit durch die Regale schlendern. Vielleicht entdecken Sie so auch neue Lebensmittel und Produkte, die Sie vielleicht vor der Diagnose nicht gekauft hätten.

> **!**
> Auch Supermärkte und Discounter gehen gerne auf Ihre Wünsche ein.

Suchen Sie sich einen Supermarkt oder Discounter sowie einen Metzger und einen Gemüsehändler Ihres Vertrauens. Wenn Sie regelmäßig wiederkommen, werden die Mitarbeiter Ihre Wünsche und Bitten mit der Zeit kennen. Außerdem können Sie so schneller die für Sie passenden Produkte finden, und der Einkauf geht von Mal zu Mal zügiger.

Auch wenn Frische generell bei allen Lebensmitteln wichtig ist, gilt es für die verschiedenen Nahrungsmittelgruppen jeweils noch mal Unterschiedliches zu beachten.

## Zusatzstoffe

Prüfen Sie jedes Lebensmittel auf seine Inhaltsstoffe, sodass Sie sicher sein können, keine unverträglichen Zusatzstoffe zu sich zu nehmen. Solange man nicht unbedingt darauf achten muss, ist einem oft gar nicht klar, welche Zusätze bestimmten Lebensmitteln beigegeben werden. Halten Sie daher auch dann die Augen offen, wenn Sie Lebensmittel bereits gekauft und vertragen haben. Die Rezeptur wird ab und zu verändert, daher sollten Sie die Liste der Inhaltsstoffe auch dann anschauen, wenn Sie das Produkt eigentlich schon kennen.

Unverträgliche Inhaltsstoffe, auf die Sie unbedingt achten sollten, sind:

| | |
|---|---|
| Glutamat | Karrageen |
| Hefeextrakt | Sojalecithine |
| Johannisbrotkernmehl | Zitronensaft oder -säure |

Versuchen Sie, Produkte und Lebensmittel zu kaufen, die möglichst kurze Inhaltsstofflisten haben. Denn je mehr Zusatzstoffe in einem Produkt enthalten sind, desto höher ist die Gefahr, dass es unverträglich ist.

> !
>
> Je mehr Zusatzstoffe enthalten sind, desto höher ist die Gefahr, dass das Produkt unverträglich ist.

## Grundnahrungsmittel

Der erste Einkauf sollte einige Grundnahrungsmittel umfassen. Definitiv verträglich sind Reis, Nudeln und Kartoffeln. Achten Sie bei **Reis** allerdings darauf, keinen vorgekochten zu kaufen, sondern das harte Reiskorn.

Bei **Nudeln** sind die meisten Sorten aus Dinkel- oder Hartweizengrieß bekömmlich. Diese können Sie, ebenso wie Reis, gut auf Vorrat kaufen. Ob Sie Eiernudeln essen können, müssen Sie vorsichtig testen, da Eier nicht immer vertragen werden.

**Kartoffeln** gehören ebenfalls zu den Grundnahrungsmitteln, die Sie allerdings stets frisch und nicht auf Vorrat kaufen sollten.

Neben diesen Nahrungsmitteln sollten Sie ein gutes Raps-, Oliven- oder Kokos-**Öl** vorrätig haben.

## Fleisch- und Wurstwaren

Bei Histamin-Intoleranz ist die Frische der Lebensmittel immer wichtig, bei Fleisch- und Wurstwaren jedoch noch mal in ganz besonderem Maße. Ein Metzger Ihres Vertrauens, der Ihnen viele Informationen dazu geben kann, wie die Ware verarbeitet wurde, ist daher sehr wichtig.

**Fleisch** sollte stets sehr frisch und niemals vakuumverpackt gekauft werden. Gut vertragen werden Geflügel, Rind und Lamm. Verarbeiten Sie das Fleisch immer sofort. Der Histamingehalt von Hackfleisch ist besonders zeitabhängig, daher sollte das Hackfleisch vor der Zubereitung unmittelbar von Ihnen oder in der Metzgerei durch den Fleischwolf gedreht werden.

> !
>
> Fleisch sollte immer sehr frisch sein.

Bei **Wurstwaren** müssen Sie auf Geräuchertes verzichten, ebenso auf rohen Schinken und Salami. Gut vertragen werden in der

Regel gebackener oder gekochter Schinken und Hähnchen- oder Putenfleischwurst; ob abgepackt oder frisch von der Theke, müssen Sie für sich austesten. Beginnen Sie auf jeden Fall zunächst mit Ware von der Theke.

## Fisch

Die Verträglichkeit von **Fisch** hängt ebenfalls enorm von der Frische ab. Bekömmlich bei Histamin-Intoleranz sind Forelle, Lachs und Zander. Da Fisch in der Regel nicht fangfrisch erhältlich ist, können Sie bei Fisch auch auf Tiefkühlware zurückgreifen. Diese ist meist gut verträglich und kann auch auf Vorrat gekauft werden.

Achten Sie bei der Zubereitung auf eine schnelle Auftauzeit. Der Fisch sollte vor der Zubereitung zügig aufgetaut werden. Am besten legen Sie den eingeschweißten Fisch in eine Schüssel mit sehr warmem Wasser und tauen den Fisch so binnen zehn Minuten auf.

Auf **Meeresfrüchte** wie Garnelen oder Muscheln müssen Sie bei einer Histamin-Intoleranz auf jeden Fall verzichten!

> !
>
> Auf Meeresfrüchte wie Garnelen oder Muscheln müssen Sie auf jeden Fall verzichten!

## Gemüse und Obst

In der Abteilung für Obst und Gemüse sollten Sie zu Saisonalem greifen. Am besten nehmen Sie Sorten, die zur jeweiligen Jahreszeit reifen. Wie bei allen anderen Lebensmitteln gilt auch hier: lieber häufiger einkaufen als lange lagern. Alternativ können Sie auch Tiefkühl-Gemüse oder -Obst verarbeiten. Beides wird oft ebenfalls gut vertragen, solange die Kühlkette eingehalten wird.

Grundsätzlich **verzichten** müssen Sie bei **Obst** auf:

| Zitrusfrüchte | Erdbeeren | Himbeeren | Bananen |
|---|---|---|---|

**Gut vertragen** wird dieses **Obst:**

| | | |
|---|---|---|
| Äpfel | Cranberrys | Pfirsiche |
| Aprikosen | Johannisbeeren | Quitten |
| Blaubeeren | Kirschen | Rhabarber |
| Brombeeren | Nektarinen | |

Frisches Obst können Sie zur jeweiligen Saisonzeit auch in größeren Mengen kaufen und portionsweise einfrieren. Ansonsten laufen Sie zum Beispiel im Winter Gefahr, ausschließlich auf frische Äpfel zurückgreifen zu müssen.

!

Frisches Obst können Sie zur jeweiligen Saisonzeit auch in größeren Mengen kaufen und portionsweise einfrieren.

Bei **Gemüse** und **Salat** sind eine gute Wahl:

| | | |
|---|---|---|
| Blumenkohl | Kürbis | Rote Bete |
| Brokkoli | Mangold | Salatgurke |
| Eisbergsalat | Möhren | Sellerie |
| Feldsalat | Paprika | Spargel |
| Fenchel | Radieschen | Zucchini |
| Kopfsalat | Rettich | weiße Zwiebeln |

## Milchprodukte und Eier

Sofern Sie nicht zusätzlich zur Histamin-Intoleranz an Laktose-Intoleranz leiden, können Sie Milchprodukte sehr gut in Ihren Speiseplan integrieren.

Ob Quark, Milch, Schmand oder Sahne – diese Lebensmittel können Sie alle in Ihren Speiseplan mit einbauen. Achten Sie darauf, dass die Produkte kein Karrageen (Verdickungsmittel, das aus Algenextrakt hergestellt wird) enthalten. Es empfiehlt sich daher auf Bioprodukte zurückzugreifen, da dann oft darauf verzichtet wird. **Milch** sollten Sie besser frisch aus dem Kühlregal kaufen. Die haltbare, ungekühlte Milch wird weniger gut vertragen.

!

Sofern Sie nicht zusätzlich an einer Laktose-Intoleranz leiden, können Sie Milchprodukte gut in den Speiseplan integrieren.

Achten Sie insbesondere beim Kauf von **Frischkäse** auf die Zusatzstoffe. Idealerweise enthält ein Frischkäse keine Zusätze außer Salz. Sollten Sie einen Kräuter-Frischkäse essen wollen, mischen Sie selbst verträgliche Kräuter darunter.

**Schnittkäse** ist nur dann verträglich, wenn er eine kurze Reifezeit hinter sich hat. Probieren Sie Butterkäse, sehr jungen Gouda oder Ziegenkäse aus. Mozzarella können Sie sehr gut zum Überbacken verwenden. Alle anderen Käsesorten sind leider tabu.

**Butter** gehört ebenfalls zu den verträglichen Lebensmitteln. Oft wird Süßrahmbutter etwas besser vertragen als normale Butter.

**Hühnereier** sind in jedem Fall vorsichtig zu testen. Eigelb ist bei Histamin-Intoleranz verträglich, das Eiweiß kann aber zu Problemen führen. Dennoch vertragen viele Menschen, die sich histaminarm ernähren müssen, Hühnereier problemfrei. Als Bestandteil eines Kuchens verzehrt man in der Regel auch kein ganzes Ei, daher ist hier die Menge entscheidend.

## Brot und Brötchen

Wenn Sie noch nicht genau wissen, was Sie vertragen, ist es ratsam, zunächst auf gekaufte Backwaren zu verzichten. Es sei denn, Sie haben einen Bäcker, der Ihnen jegliche Zutaten nennen kann und noch selbst backt.

Brot sollte nicht aus Sauerteig bestehen und Hefe wird sehr unterschiedlich vertragen. Insbesondere industrielle Bäckerhefe ist oft problematisch, da mit ihr eine längere Teigruhe einhergeht. Ratsam ist daher, Brot und Brötchen selbst zu backen, um die Inhaltsstoffe selbst wählen zu können. Im Rezeptteil finden Sie Rezepte und Anregungen dafür.

## Gewürze und Kräuter

Mit Gewürzen und Kräutern können Sie jedes Rezept nach Ihren Wünschen verfeinern. Greifen Sie je nach Saison und Wunsch auf getrocknete oder frische Kräuter und Gewürze zurück, beides ist verträglich. Achten Sie nur, wie immer, auf Zusatzstoffe. In den meisten Fällen ist es ratsam, Biogewürze zu verwenden.

Gewürzmischungen enthalten oft nicht verträgliche Zutaten. Kaufen Sie daher die Gewürze lieber pur und mischen Sie sie nach eigenen Wünschen.

Im **Gewürzregal** können Sie zurückgreifen auf:

| | | |
|---|---|---|
| Kümmel | süßes Paprikapulver | Meersalz |
| Kurkuma | weißen Pfeffer | |

Meersalz sollte das Salz Ihrer Wahl sein. Normales Speisesalz enthält oft eine Rieselhilfe und wird daher häufig nicht vertragen. Ebenfalls müssen Sie darauf achten, dass kein Jod oder Fluorid zugefügt wurde.

Beim Pfeffer ist weißer deutlich besser verträglich als schwarzer. Am besten kaufen Sie Pfefferkörner und mahlen diese in einer Pfeffermühle.

!

Meersalz ohne weitere Zusätze sollte das Salz Ihrer Wahl sein.

**Kräuter** können Sie gut folgende einsetzen:

| | | |
|---|---|---|
| Basilikum | Petersilie | Schnittlauch |
| Oregano | Rosmarin | Thymian |

## Getränke

Greifen Sie im Getränkemarkt zu stillem **Wasser**, Sprudelwasser wird oft weniger gut vertragen. Je nach Region können Sie auch normales Leitungswasser trinken. Wichtig ist, dass der Sulfatgehalt unter 10 mg pro Liter liegt. Zudem sollten Sie darauf achten, dass der Fluorid- und Nitratgehalt möglichst gering ist.

Falls Ihnen Wasser allein zu langweilig ist, mixen Sie es mit **Saft** aus verträglichen Früchten. Achten Sie dabei darauf, dass der Fruchtsaft ohne Zitruszusätze gemacht ist. Bei Apfelsaft ist klarer Saft ungleich besser verträglich als trüber. Ebenfalls verträglich ist Sirup aus histaminarmen Zutaten. Achten Sie auch hier auf unverträgliche Zusätze wie Zitronensaft oder -säure.

Eine Alternative zu Wasser oder Fruchtsaft ist gekühlter **Tee**, der natürlich auch heiß getrunken werden kann. Gut verträglich sind Pfefferminz-, Kamillen- oder Salbeitee. Weitere Kräuter- und Früchtetees können Sie testen. Aber auch dabei müssen Sie wieder auf die Zutatenliste schauen. Oftmals basieren Kräuter- und Früchtetees auf Schwarztee, der bei Histamin-Intoleranz nicht gut vertragen wird.

Beim Thema **Kaffee** müssen Sie viel ausprobieren. Grundsätzlich hemmt das Koffein im Kaffee den Histamin-Abbau. Oftmals kommt es aber auf die Menge an, und auch Bohne und Zubereitung sind entscheidend. Kaufen Sie am besten Espressobohnen, die können Sie natürlich auch mit Milchschaum zu einem Cappuccino oder Latte macchiato verlängern.

Wenn Sie ganz auf Koffein verzichten möchten, eignen sich als Alternative auch Getreidekaffees. Hier können Sie Dinkel- oder Weizenkaffee probieren, wobei diese oft geschmacklich nicht an klassischen Bohnenkaffee herankommen.

**Alkohol** ist bei Histamin-Intoleranz tabu und sollte gemieden werden. Es gibt einige wenige Firmen, die histaminarme Weine herstellen, so können Sie sich damit ab und zu etwas Wein gönnen, wenn Sie möchten.

!

Alkohol ist bei Histamin-Intoleranz tabu!

Grundsätzlich empfiehlt es sich aber, auch beim Kochen oder Backen auf die Verwendung von Alkohol zu verzichten.

## Süßwaren und Knabberartikel

Am Süßwarenregal müssen Sie nicht kategorisch vorbeigehen, auch wenn leider die meisten Süßigkeiten unverträglich sind. Genießen können Sie weiße Schokolade, wenn diese ohne Sojalecithine hergestellt wurde. Außerdem sind gesalzene Kartoffelchips gut verträglich, solange Sie nur aus Öl, Kartoffeln und Salz zubereitet wurden.

Auch Popcorn können Sie gut naschen. Achten Sie auch hier darauf, dass nur verträgliche Zutaten wie Öl, Zucker oder Salz enthalten sind. Noch besser: Machen Sie das Popcorn aus Maiskörnern einfach selbst.

## Fertigprodukte und Konserven

Fertigprodukte und Konserven sollten Sie bei Histamin-Intoleranz grundsätzlich meiden.

Bei Fertigprodukten werden oftmals einzelne Zutaten darin nicht vertragen. Lebensmittel aus eingemachten Konserven sind in der Regel, selbst wenn es sich um grundsätzlich histaminarme Lebensmittel handelt, bei Histamin-Intoleranz nicht verträglich, weil sie auf lange Lagerfähigkeit ausgelegt sind und meist Konservierungsstoffe enthalten. Beides ist bei Histamin-Intoleranz problematisch.

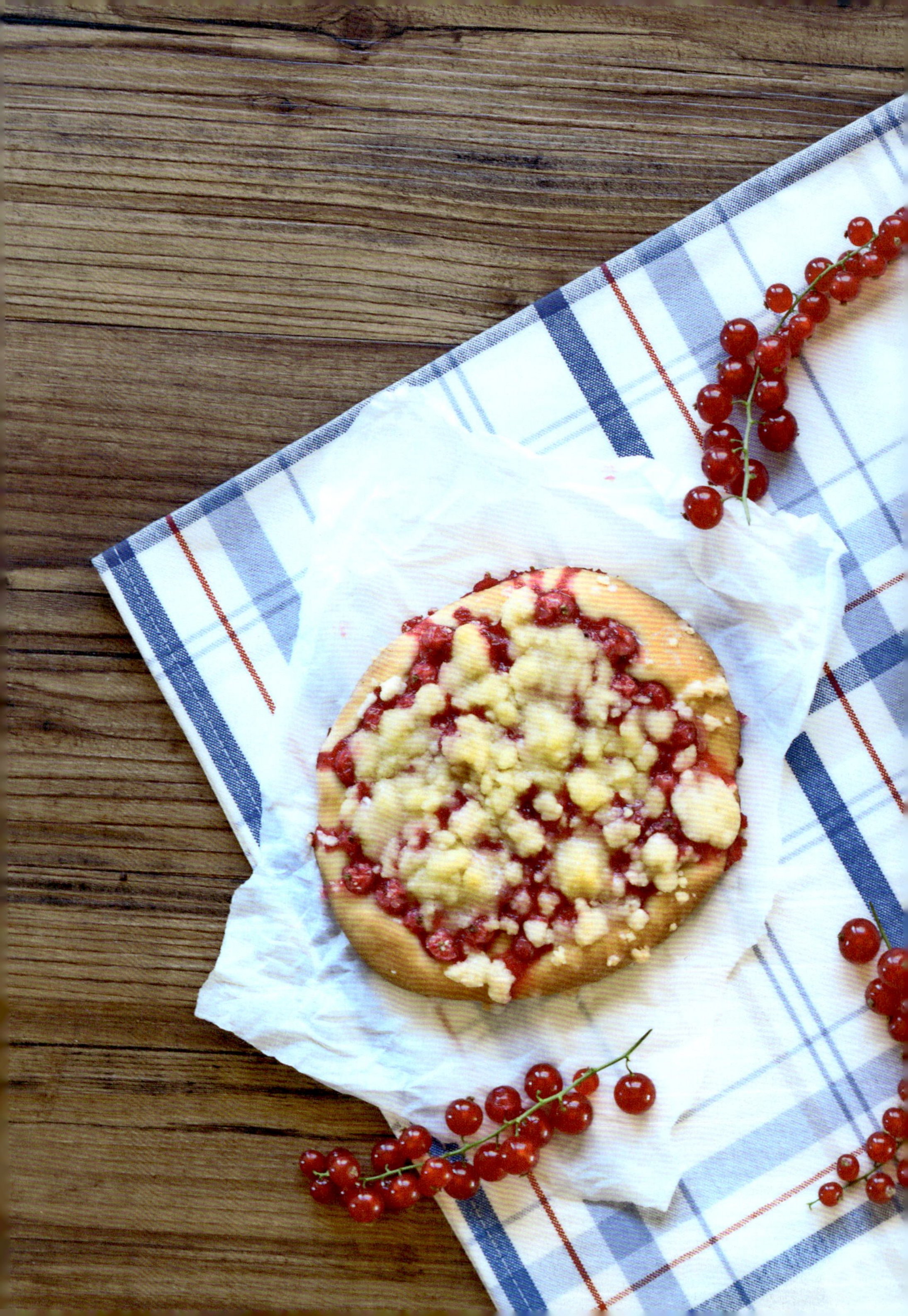

# 111 LECKERE REZEPTE

Sie wissen jetzt, welche Lebensmittel bei Histamin-Intoleranz grundsätzlich gut verträglich sind, welche Sie meiden müssen und wie Sie herausfinden, wo Ihre individuelle Toleranzgrenze für Histamin liegt. Hier bekommen Sie nun leckere Rezepte für eine histaminarme Ernährung an die Hand. Sie lassen sich alle einfach nachkochen oder -backen. Weder brauchen Sie ausgefallene Zutaten noch müssen Sie besonders viel Zeit investieren. Zudem gibt es zu vielen Rezepten wertvolle Tipps, wie sich die Gerichte variieren lassen oder ob sie zum Beispiel auch zum Mitnehmen für unterwegs geeignet sind.
Sie werden überrascht sein, wie einfach es ist, mit etwas Übung auf die Histamin-Intoleranz Rücksicht zu nehmen und sich trotzdem schmackhaft und abwechslungsreich zu ernähren. So wird es für Sie ein Leichtes, das Essen (wieder) zu genießen, ohne Beschwerden befürchten zu müssen.

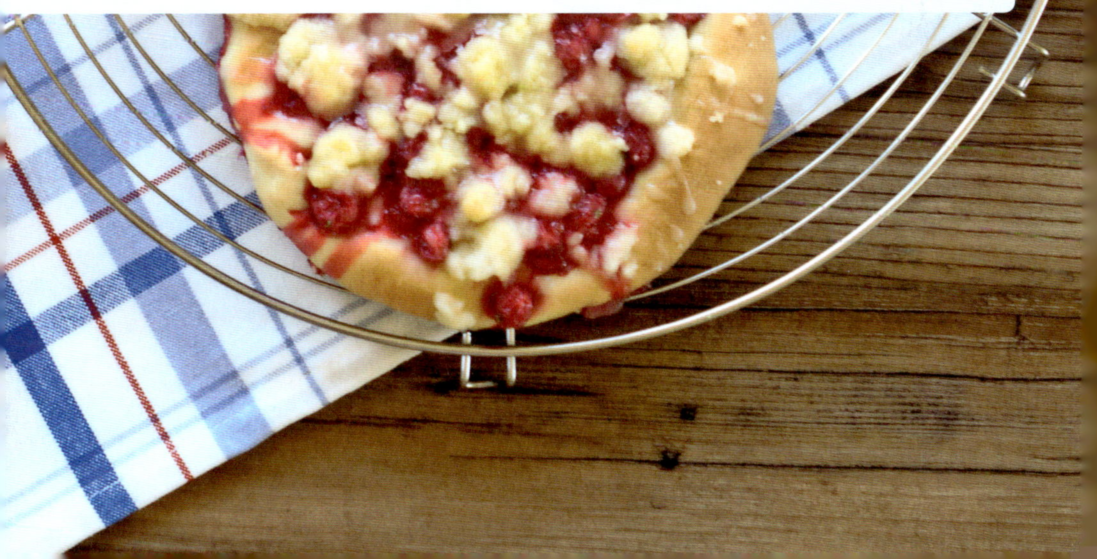

# Einige Hinweise zu den Rezepten

Die Rezepte sind thematisch Kapiteln zugeordnet. Die vorangestellten Grundrezepte helfen Ihnen dabei, selbst Ideen für histaminarmes Kochen oder Backen zu entwickeln. Zugleich werden diese Rezepte in den Folgekapiteln auch immer wieder vorkommen beziehungsweise wird auf diese verwiesen.

Grundsätzlich können Sie natürlich alle Beilagen untereinander kombinieren. Die verschiedenen Rezepte sollen Ihnen Anregungen geben und helfen, trotz Histamin-Intoleranz abwechslungsreich und schmackhaft zu kochen.

Folgende Zutaten können Sie in jedem Rezept auch ersetzen:

- In den Rezepten wird entweder **Weizen- oder Dinkelmehl** angegeben. Sie können in jedem Rezept aber natürlich selbst wählen, ob Sie Weizenmehl (Typ 405) oder Dinkelmehl (Typ 630) verwenden. Sowohl Weizen- als auch Dinkelmehl sind histaminarm. Dinkelmehl belastet den Darm jedoch weniger und wird daher oft bei Histamin-Intoleranz empfohlen.
- **Ein Hühnerei** können Sie durch **4 Wachteleier** ersetzen. Wachteleier sind komplett histaminarm, bei Hühnereiern ist hingegen nur das Eigelb histaminarm. Eiweiß aktiviert die Mastzellen, sodass es eher nicht zu empfehlen ist. Dennoch werden auch Hühnereier von vielen Menschen mit Histamin-Intoleranz vertragen, da auf die einzelne Portion gerechnet dann nur vergleichsweise wenig Ei (und damit auch Eiweiß) enthalten ist (außer bei Eierspeisen). Wenn Sie unsicher sind, starten Sie zunächst mit Wachteleiern und probieren Sie Hühnerei nur vorsichtig und in kleinen Mengen aus.
- Ist in den Rezepten **Agavendicksaft, Ahornsirup** oder **Honig** als Zutat angegeben, können Sie diese Zutaten jeweils eins zu eins untereinander ersetzen, je nachdem welche dieser Zutaten Sie gerade vorrätig haben.
- Gebacken wurden die Rezepte alle in einem Backofen mit **Ober-/Unterhitze,** sollten Sie lieber **Umluft** benutzen wollen, verringern Sie für ein optimales Backergebnis die Temperatur jeweils um 20 °C.

# GRUNDREZEPTE

## Knuspermüsli

Für 5 Portionen (à etwa 50 g)

**Zubereitungszeit: 5 Minuten**
**Backzeit: 15 Minuten**

**Eine Portion enthält:**

| | |
|---|---|
| 278 kcal (1164 kJ) | 12 g Fett |
| 7 g Eiweiß | 36 g Kohlenhydrate |

### Zutaten

250 g kernige Haferflocken
40 g Kokosöl
4 EL Agavendicksaft

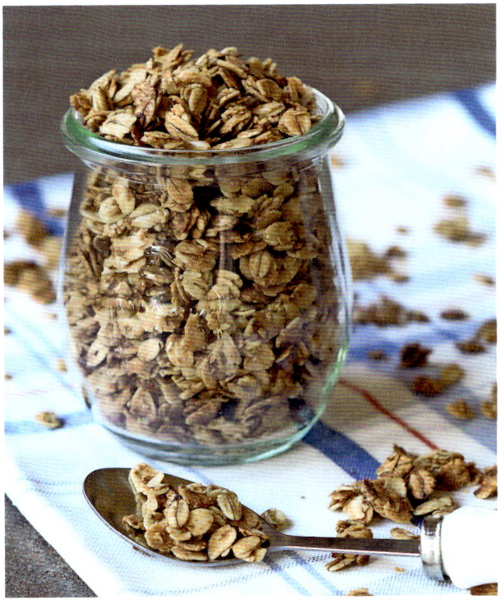

### Zubereitung

1 Den Backofen auf 175 °C (Ober-/Unterhitze) vorheizen.

2 Die Haferflocken in eine Schüssel geben. Das Kokosöl mit dem Agavendicksaft in einem Topf bei geringer Hitze schmelzen lassen. Die erwärmten Zutaten zu den Haferflocken geben und mit einem Löffel unterrühren, bis jede Haferflocke etwas angefeuchtet ist. Die Haferflocken auf ein mit Backpapier ausgelegtes Backblech verteilen und mit einem Löffel leicht festdrücken.

3 Das Müsli im vorgeheizten Backofen 12 Minuten backen, einmal wenden und erneut 3 Minuten backen. Das Knuspermüsli vollständig auskühlen lassen und luftdicht verschließen.

**TIPP**

Toppen Sie Ihren Joghurt doch mal mit diesem Knuspermüsli. Oder geben Sie das Müsli als leckere Knusperschicht in Desserts.

## Mürbeteig – süß

Für 12 Portionen (Tarteform, 26 cm Ø)

**Zubereitungszeit: 5 Minuten**
**Ruhezeit: 30 Minuten**

**Eine Portion enthält:**

| | |
|---|---|
| 193 kcal (582 kJ) | 6 g Fett |
| 3 g Eiweiß | 19 g Kohlenhydrate |

### Zutaten

- 75 g Butter
- 60 g Puderzucker
- 1 Ei
- 1 Prise Salz
- 1 EL Mineralwasser
- 230 g Weizenmehl

### Zubereitung

1 Alle Zutaten in eine Schüssel geben und mit den Knethaken des Handmixers zu groben Streuseln verrühren. Den Teig mit der Hand noch einmal durchkneten und zu einem glatten Teig verarbeiten.

2 Den Teig in Frischhaltefolie wickeln und etwa 30 Minuten im Kühlschrank ruhen lassen. Danach nach Wunsch weiterverarbeiten. Rezeptideen inklusive Backzeit finden Sie in den folgenden Kapiteln.

**TIPP**

Mürbeteig eignet sich toll für süße Tartes oder Tartelettes, fruchtige Galettes oder klassische Ausstechplätzchen.

## Mürbeteig – herzhaft

Für 12 Portionen (Tarteform, 26 cm Ø)

**Zubereitungszeit: 5 Minuten**
**Ruhezeit: 30 Minuten**

**Eine Portion enthält:**

| | |
|---|---|
| 136 kcal (571 kJ) | 8 g Fett |
| 3 g Eiweiß | 14 g Kohlenhydrate |

### Zutaten

- 240 g Dinkelmehl
- 1 TL Salz
- 2 EL Mineralwasser
- 110 g Butter

### Zubereitung

1 Alle Zutaten für den Mürbeteig mit den Knethaken des Handmixers verrühren und anschließend mit den Händen zu einem glatten Teig kneten.

2 Den Teig in Frischhaltefolie wickeln und 20 bis 30 Minuten im Kühlschrank ruhen lassen. Danach nach Wunsch weiterverarbeiten. Rezeptideen inklusive Backzeit finden Sie in den folgenden Kapiteln.

**TIPP**

Ein herzhafter Mürbeteig ist die Grundlage für würzige Quiches oder Tartes. Aber auch herzhaftes Gebäck lässt sich damit herstellen.

# Flammkuchenteig

Für 2 Portionen

**Zubereitungszeit: 5 Minuten**
**Ruhezeit: 20 Minuten**

**Eine Portion enthält:**

| | |
|---|---|
| 431 kcal (1807 kJ) | 11 g Fett |
| 10 g Eiweiß | 72 g Kohlenhydrate |

## Zutaten

- 200 g Weizenmehl
- 75 ml lauwarmes Wasser
- 1 TL Salz
- 2 EL Olivenöl

## Zubereitung

1 Alle Zutaten für den Teig in eine Schüssel geben und zuerst mit den Knethaken des Handmixers und dann mit den Händen zu einem glatten Teig verkneten.

2 Den Flammkuchenteig mithilfe von etwas Mehl sehr dünn ausrollen und auf ein mit Backpapier ausgelegtes Backblech legen. Alternativ können Sie den Teig auch halbieren oder vierteln und kleinere Flammkuchen ausrollen.

3 Nach Wunsch belegen und bei 210 °C (Ober-/Unterhitze) im vorgeheizten Backofen 20 Minuten backen.

**TIPP**

Flammkuchen können Sie auch kalt essen, sodass er sich für unterwegs eignet.

# Muffins

Für 12 Stück

**Zubereitungszeit: 10 Minuten**
**Backzeit: 20 Minuten**

**Eine Portion enthält:**

| | |
|---|---|
| 225 kcal (941 kJ) | 14 g Fett |
| 3 g Eiweiß | 23 g Kohlenhydrate |

## Zutaten

- 250 g Weizenmehl
- 90 g Zucker
- 1 Prise Salz
- 7 g Weinstein-Backpulver
- 100 ml Milch
- 150 ml Rapsöl
- 1 Ei

## Zubereitung

1 Mehl, Zucker, Salz und Backpulver in einer Schüssel vermischen. In einer weiteren Schüssel die Milch mit dem Öl und dem Ei verquirlen.

2 Die nassen Zutaten zu den trockenen geben und mit den Quirlen des Handmixers zu einem glatten Teig verarbeiten.

3 Den Muffinteig in 12 Muffinförmchen geben und bei 180 °C (Ober-/Unterhitze) im vorgeheizten Backofen etwa 20 Minuten backen.

## Herzhafter Quark-Öl-Teig

Für 12 Portionen

**Zubereitungszeit: 10 Minuten**

**Eine Portion enthält:**

| | |
|---|---|
| 112 kcal (468 kJ) | 5 g Fett |
| 4 g Eiweiß | 12 g Kohlenhydrate |

**Zutaten für ein Backblech**

- 130 g Quark
- 6 EL Olivenöl
- ½ TL Salz
- 210 g Dinkelmehl
- ½ Päckchen Weinstein-Backpulver

### Zubereitung

1 Alle Zutaten für den Quark-Öl-Teig in eine Schüssel geben und mit den Knethaken des Handmixers verkneten. Eventuell mit der Hand noch etwas Mehl unterkneten, damit sich der Teig gut ausrollen lässt.

2 Den Quark-Öl-Teig nach Wunsch weiterverarbeiten. Rezeptideen inklusive Backzeit finden Sie in den folgenden Kapiteln.

**TIPP**

Den Quark-Öl-Teig können Sie als hefefreien Pizzateig verwenden oder für herzhaft gefüllte Teigtaschen.

## Waffeln

Für 8 Stück

**Zubereitungszeit: 5 Minuten**
**Backzeit insgesamt: etwa 15 Minuten**

**Eine Portion enthält:**

| | |
|---|---|
| 284 kcal (1190 kJ) | 15 g Fett |
| 5 g Eiweiß | 32 g Kohlenhydrate |

**Zutaten**

- 100 g Zucker
- 120 g weiche Butter
- 2 Eier
- 200 g Weizenmehl
- 200 ml Milch
- 7 g Weinstein-Backpulver

### Zubereitung

1 Zuerst Zucker, Butter und Eier mit einem Handmixer gut verrühren. Die Hälfte des Mehls zufügen und alles zu einem glatten Teig verarbeiten. Die Milch dazugeben und gut verrühren. Zuletzt das restliche Mehl mit dem Backpulver vermischen und kurz unter den Teig rühren.

2 In einem leicht eingefetteten Waffeleisen jede Waffel etwa 2 Minuten ausbacken und noch warm genießen!

**TIPP**

Packen Sie sich einfach ein paar Waffelherzen in eine Frischhaltebox und schon haben Sie einen süßen Snack für unterwegs.

# Süßer Hefeteig

Für 8 Portionen (je nach weiterer Nutzung 8–12)

**Zubereitungszeit: 15 Minuten**
**Ruhezeit: 60 Minuten**

**Eine Portion enthält:**

| | |
|---|---|
| 227 kcal (952 kJ) | 7 g Fett |
| 5 g Eiweiß | 36 g Kohlenhydrate |

## Zutaten

- 300 g Weizenmehl
- 150 ml Milch
- 60 g Zucker
- 20 g frische Hefe
- 1 Eigelb
- 50 g Butter

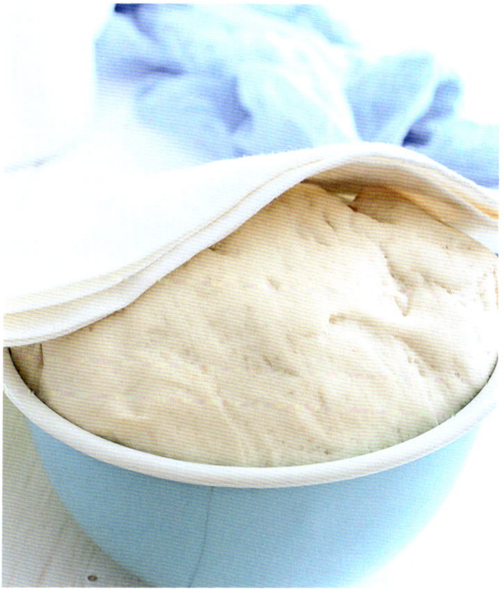

## Zubereitung

1 Zuerst das Mehl in eine Schüssel geben. Die Milch in einem Topf oder in der Mikrowelle handwarm erwärmen und mit dem Zucker und der Hefe verquirlen, bis sich die Hefe aufgelöst hat. Das Eigelb dazugeben und ebenfalls verquirlen.

2 Die Hefe-Milch zum Mehl gießen und die Butter dazugeben. Alles mit den Knethaken des Handmixers gut verkneten. Danach mit den Händen noch mal alles zu einem glatten Teig kneten.

3 Den Hefeteig an einem warmen Ort für etwa eine Stunde gehen lassen. Ist der Hefeteig gut aufgegangen, nach Wunsch weiterverarbeiten. Rezeptideen inklusive Backzeit finden Sie in den folgenden Kapiteln.

**TIPP**

Der Hefeteig kann zu kleinen Hefeteilchen oder einem Blechkuchen mit verträglichem Obst verarbeitet werden.

# Brandteig

Für 10 große Windbeutel

**Zubereitungszeit: 15 Minuten**
**Ruhezeit: 5 Minuten**
**Backzeit: 20 Minuten**

**Eine Portion enthält:**

| | |
|---|---|
| 96 kcal (400 kJ) | 6 g Fett |
| 3 g Eiweiß | 8 g Kohlenhydrate |

## Zutaten

- 125 ml Wasser
- 50 g Butter
- 20 g Zucker
- 1 Prise Salz
- 80 g Weizenmehl
- 2 Eier
- 1 Eigelb

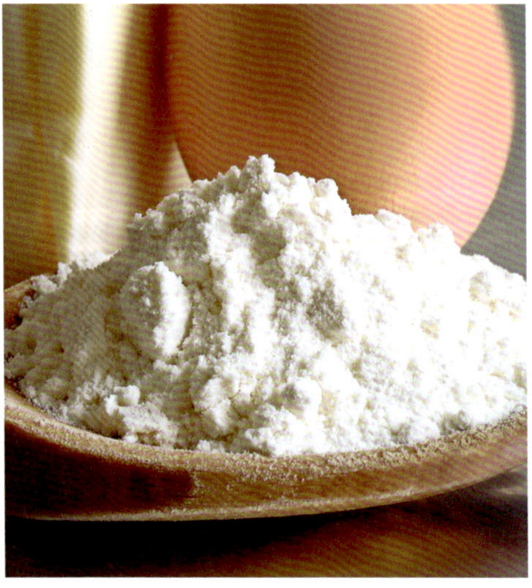

## Zubereitung

1 Zuerst Wasser, Butter, Zucker und Salz in einem Topf aufkochen lassen. Den Topf vom Herd nehmen und das Mehl auf einen Schwung hinzugeben. Mit einem Kochlöffel zu einer glatten Masse rühren.

2 Den Topf wieder auf die heiße Herdplatte stellen und den Teig von allen Seiten insgesamt etwa 1 Minute abbrennen, indem der Teig mit einem Löffel im Topf entlang der Seiten gerührt wird. Den abgebrannten Teig in eine Rührschüssel geben und etwa 5 Minuten abkühlen lassen.

3 Die beiden Eier sowie das Eigelb einzeln zum Teig geben und jeweils mit einem Handmixer gut verrühren.

4 Den Brandteig in eine Spritztülle geben und nach Wunsch auf ein mit Backpapier ausgelegtes Backblech spritzen. Bei 200 °C (Ober-/Unterhitze) im vorgeheizten Backofen etwa 20 Minuten backen.

**TIPP**

Brandteig eignet sich prima für Windbeutel oder süße Eclairs. Füllen Sie diese mit frisch geschlagener Sahne und Früchten, die Sie gut vertragen.

## Rührteig für Obstkuchen

Für 12 Stück (Springform, 26 cm Ø)

**Zubereitungszeit: 10 Minuten**
**Backzeit: 40 Minuten**

**Eine Portion enthält:**

| | |
|---|---|
| 153 kcal (640 kJ) | 7 g Fett |
| 3 g Eiweiß | 21 g Kohlenhydrate |

### Zutaten

- 80 g Butter
- 80 g Zucker
- 1 Ei
- 220 g Weizenmehl
- 125 ml Milch
- 8 g Weinstein-Backpulver

### Zubereitung

1 Butter, Zucker und das Ei mit dem Handmixer gut verrühren. Die Hälfte des Mehls mit dem Backpulver mischen und dazugeben. Alles gut unterrühren. Danach die Milch dazugeben und ebenfalls verrühren. Zuletzt das restliche Mehl unterrühren und alles zu einem glatten Teig verarbeiten.

2 Springform ausbuttern und bemehlen. Den Teig einfüllen und glatt streichen.

3 Nach Wunsch mit Obst belegen und bei 200 °C (Ober-/Unterhitze) im vorgeheizten Backofen 35 bis 40 Minuten backen.

## American Cookies

Für 15 Stück

**Zubereitungszeit: 10 Minuten**
**Backzeit: 12 Minuten**

**Eine Portion enthält:**

| | |
|---|---|
| 104 kcal (435 kJ) | 5 g Fett |
| 1 g Eiweiß | 14 g Kohlenhydrate |

### Zutaten

- 80 g Butter
- 70 g brauner Zucker
- 30 g weißer Zucker
- 1 Ei
- 140 g Weizenmehl
- 1 Prise Salz
- 1 Messerspitze Natron

### Zubereitung

1 Die Butter zunächst 3 Minuten mit den beiden Zuckerarten aufschlagen. Danach das Ei unterrühren. Mehl mit Salz und Natron mischen, dazugeben und alles zu einem glatten Teig verarbeiten.

2 Jeweils einen Esslöffel Teig mit den Händen zu einer Kugel formen und auf ein Backblech geben. Pro Backblech nicht mehr als neun Cookies backen, da der Teig auseinanderläuft. Die Cookies bei 190 °C im vorgeheizten Backofen etwa 10 bis 12 Minuten backen.

# Pfannkuchen

Für 2 Portionen

**Zubereitungszeit: 15 Minuten**
**Quellzeit: 5 Minuten**
**Backzeit insgesamt: 10 Minuten**

**Eine Portion enthält:**

| | |
|---|---|
| 240 kcal (1004 kJ) | 7 g Fett |
| 12 g Eiweiß | 31 g Kohlenhydrate |

## Zutaten

- 2 Eier
- 65 g Weizenmehl
- 80 ml Milch
- 1 Prise Salz
- 2 TL Zucker (nur für süße Pfannkuchen)
- Rapsöl zum Ausbacken

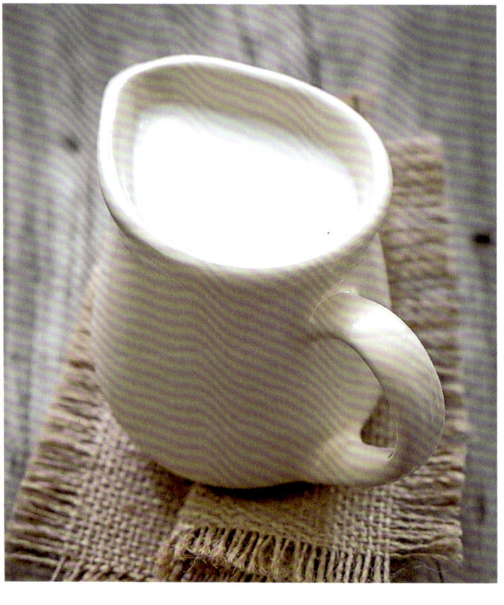

## Zubereitung

1 Eier, Mehl, Milch, Salz und (optional) Zucker in eine Schüssel geben und mit dem Handmixer gut verquirlen. Den Teig beiseitestellen und etwa 5 Minuten quellen lassen.

2 Währenddessen in einer großen Pfanne etwas Öl bei mittlerer Hitze heiß werden lassen. Den Pfannkuchenteig in 2 Portionen ausbacken. Dafür diesen in die Pfanne geben, nach etwa 3 Minuten einmal wenden und direkt heiß servieren.

**TIPP**

Herzhaft gefüllte Pfannkuchen eignen sich gut als Hauptmahlzeit, Pfannkuchen mit süßem Belag prima als Nachtisch. Außerdem sind Pfannkuchen eine tolle Zwischenmahlzeit, wenn Sie unterwegs sind, da sie auch kalt sehr gut schmecken.

# Wraps

Für 4 Stück (2 Portionen)

**Zubereitungszeit: 20 Minuten**
**Ruhezeit: 30 Minuten**
**Backzeit: 10 Minuten**

**Eine Portion enthält:**

| | |
|---|---|
| 473 kcal (1981 kJ) | 6 g Fett |
| 13 g Eiweiß | 90 g Kohlenhydrate |

## Zutaten

250 g Weizenmehl
1 Prise Salz
120 ml Wasser
1 EL Rapsöl

**TIPP**

Wraps sind eine tolle Zwischenmahlzeit für unterwegs. Füllen Sie die Wraps mit verträglichen Zutaten Ihrer Wahl, zum Beispiel Frischkäse, Dips, grünem Salat, Rohkost, Putenbrust, Butterkäse, gegrilltem Hühnchen oder Lachs. Histaminarme Dips für Ihren Wrap finden Sie auch ab Seite 119.

## Zubereitung

1 Alle Zutaten in eine Schüssel geben und mit den Knethaken des Handmixers verkneten. Danach den Teig nochmals mit den Händen gut 3 Minuten weiterkneten. Den Teig abgedeckt 30 Minuten ruhen lassen.

2 Nach der Ruhezeit den Teig in vier gleich große Teile teilen. Etwas Mehl auf der Arbeitsplatte verteilen und die Teiglinge jeweils pfannengroß rund ausrollen.

3 Eine Pfanne ohne Fett erhitzen und die Wraps darin nacheinander ausbacken. Das dauert pro Seite etwa 45 Sekunden. Die fertigen Wraps sofort nach dem Ausbacken in ein feuchtes Geschirrtuch wickeln und bis zum Weiterverarbeiten dort lassen.

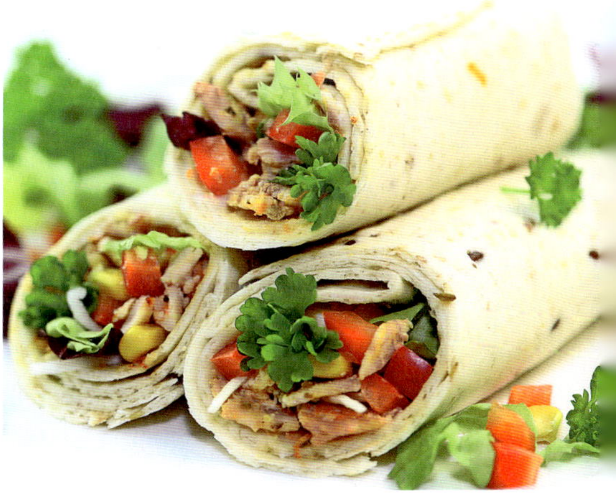

# Biskuitrolle

Für 12 Stück

**Zubereitungszeit: 25 Minuten**
**Backzeit: 12 Minuten**

**Eine Portion enthält:**

| | |
|---|---|
| 98 kcal (409 kJ) | 2 g Fett |
| 3 g Eiweiß | 17 g Kohlenhydrate |

## Zutaten

- 4 Eier
- 110 g Zucker
- 4 EL heißes Wasser
- 75 g Weizenmehl
- 40 g Speisestärke
- ½ TL Weinstein-Backpulver

## Zubereitung

1 Zuerst die vier Eier trennen. Die Eigelbe mit Zucker und heißem Wasser 10 Minuten mit den Quirlen des Handmixers weißschaumig aufschlagen. Dann das Mehl mit der Speisestärke und dem Backpulver in einer weiteren Schüssel vermischen. Alles esslöffelweise unterrühren. Das Eiweiß steif schlagen und mit einem Kochlöffel vorsichtig unterheben.

2 Den Biskuit auf ein mit Backpapier ausgelegtes Backblech streichen und 12 Minuten bei 180 °C (Ober-/Unterhitze) im vorgeheizten Backofen backen.

3 Den fertigen Teig nach dem Backen sofort auf ein mit Zucker bestreutes Küchenhandtuch stürzen. Das Backpapier abziehen, 3 Minuten ausdampfen lassen und den Biskuit zusammen mit dem Handtuch locker aufrollen. Wird der Teig erst kalt gerollt, droht er zu reißen, daher muss er noch warm in Form gebracht werden. Ist der Biskuitteig ausgekühlt, diesen vorsichtig entrollen, nach Wahl füllen und wieder einrollen.

**TIPP**

Eine Biskuitrolle ist perfekt für eine sommerliche Kaffeetafel. Füllen Sie den fertigen Biskuit mit aufgeschlagener Sahne und frischen Früchten Ihrer Wahl. Testen Sie doch mal Johannisbeeren oder Nektarinen.

## Eis ohne Eismaschine

Für 8 Kugeln

**Zubereitungszeit: 10 Minuten**
**Gefrierzeit: mindestens 5 Stunden**

**Eine Portion enthält:**

| | |
|---|---|
| 260 kcal (1089 kJ) | 16 g Fett |
| 5 g Eiweiß | 25 g Kohlenhydrate |

### Zutaten

**Grundrezept ohne Früchte:**

400 ml Sahne

400 g gezuckerte Kondensmilch

**Grundrezept mit Früchten:**

200 ml Sahne

300 g gezuckerte Kondensmilch

100 g Fruchtpüree oder -kompott

### Zubereitung

1 Zuerst die Sahne sehr steif schlagen. Dann in einer weiteren Schüssel die Kondensmilch kurz aufschlagen. Die Sahne vorsichtig mit einem Teigschaber unter die Kondensmilch heben, bis keine Sahneklümpchen mehr sichtbar sind.

2 Optional danach das Fruchtpüree oder -kompott unterrühren.

3 Das Eis in eine Schüssel geben und etwa 5 Stunden frieren lassen. Es ist nicht notwendig, zwischendurch umzurühren. Das Eis wird sehr cremig. Vor dem Servieren etwa 5 Minuten antauen lassen.

## Fruchtiges Gelee

Für 4 Gläser à 250 g

**Zubereitungszeit: 40 Minuten**
**Wartezeit: 60 Minuten**

**Eine Portion enthält:**

| | |
|---|---|
| 626 kcal (2628 kJ) | 2 g Fett |
| 3 g Eiweiß | 145 g Kohlenhydrate |

### Zutaten

1,5 kg histaminarme Früchte

500 g Gelierzucker (ohne Zitronensaft oder -säure!)

### Zubereitung

1 Die Früchte waschen und gegebenenfalls in kleine Stücke schneiden. In einen Topf 500 ml Wasser sowie die Fruchtstücke geben. Alles etwa 10 Minuten bei mittlerer Hitze köcheln lassen.

2 Ein Küchenhandtuch in ein Sieb legen und über eine Schüssel stellen. Die weich gekochten Früchte samt Saft in das Küchenhandtuch gießen und 60 Minuten austropfen lassen. Vom Saft 750 ml abmessen und diesen mit dem Gelierzucker nach Packungsanweisung kochen.

3 Das Gelee heiß in Schraubgläser gießen, verschließen und die Gläser 10 Minuten auf den Kopf stellen. Die Gläser danach wieder umdrehen, auskühlen lassen und trocken sowie kühl lagern.

# Gekörnte Gemüsebrühe

Für 100 g Gemüsebrühe

**Zubereitungszeit: 25 Minuten**
**Backzeit: 4 Stunden**

**Eine Portion enthält:**

| | |
|---|---|
| 112 kcal (464 kJ) | 1 g Fett |
| 6 g Eiweiß | 18 g Kohlenhydrate |

## Zutaten

- 200 g Knollensellerie
- 2 große Möhren
- 3 Stangen Stangensellerie
- 2 weiße Zwiebeln
- 50 g Salz

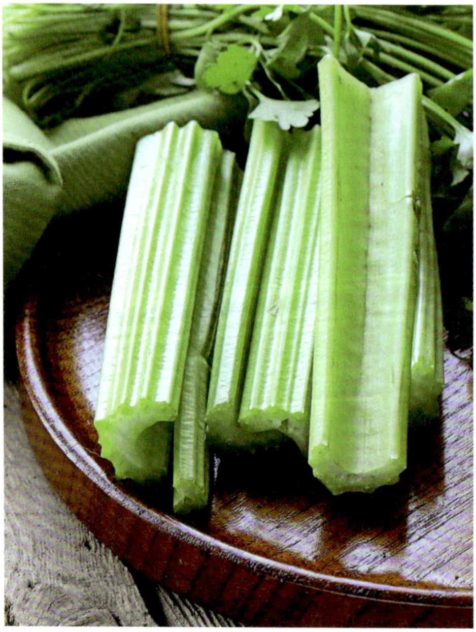

## Zubereitung

1 Den Knollensellerie und die Möhren reiben und gut ausdrücken. Den Stangensellerie und die Zwiebeln in sehr dünne Streifen schneiden. Das gesamte Gemüse auf ein mit Backpapier ausgelegtes Backblech legen.

2 Den Ofen auf 80 °C (Ober-/Unterhitze) vorheizen und das Gemüse etwa 3 bis 4 Stunden im Ofen trocknen. Dabei den Ofen mithilfe eines Kochlöffels einen sehr kleinen Spalt aufhalten, damit der Dampf entweichen kann.

3 Das getrocknete Gemüse nach der Trockenzeit in einem Mörser mit 50 g Salz portionsweise mörsern und in einem Schraubglas aufbewahren. Je nach gewünschter Intensität sollten Sie pro 250 ml Wasser etwa einen Teelöffel Gemüsebrühe verwenden.

**TIPP**

Sie benötigen insgesamt etwa 600 g Gemüse, können die genannten Zutaten aber auch nach Wunsch anders verteilen. Testen Sie neben Knollen- und Stangensellerie doch auch mal Pastinaken oder nehmen Sie statt der Möhren etwas mehr Zwiebeln.

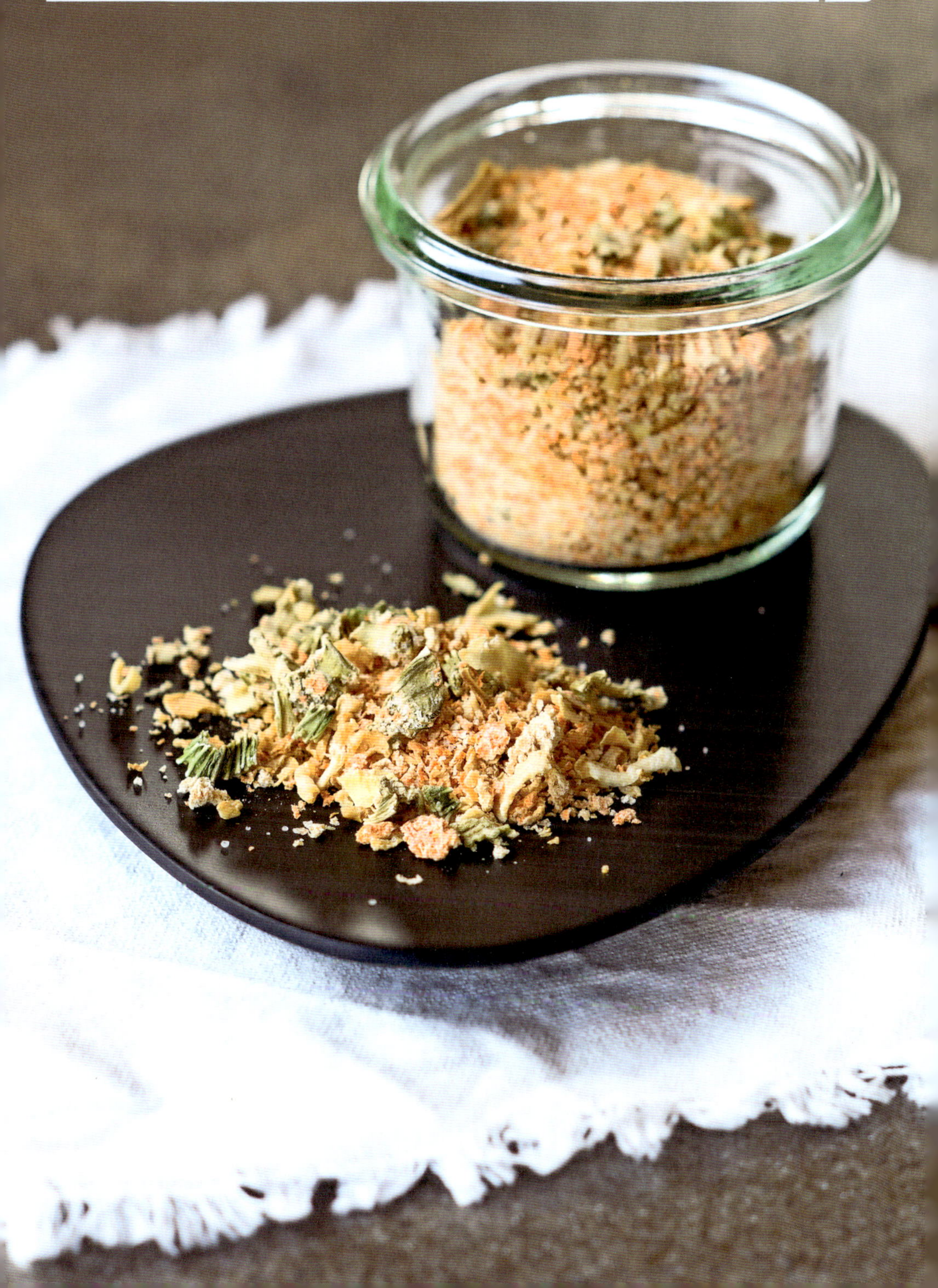

# Paprikamark

Für 350 g

**Zubereitungszeit: 5 Minuten**
**Backzeit: 15 Minuten**
**Wartezeit: 45 Minuten**
**Kochzeit: 10 Minuten**

**Eine Portion enthält:**

| | |
|---|---|
| 378 kcal (1573 kJ) | 5 g Fett |
| 13 g Eiweiß | 64 g Kohlenhydrate |

## Zutaten

1 kg rote Paprika
4 EL Apfelessig
1 TL Salz

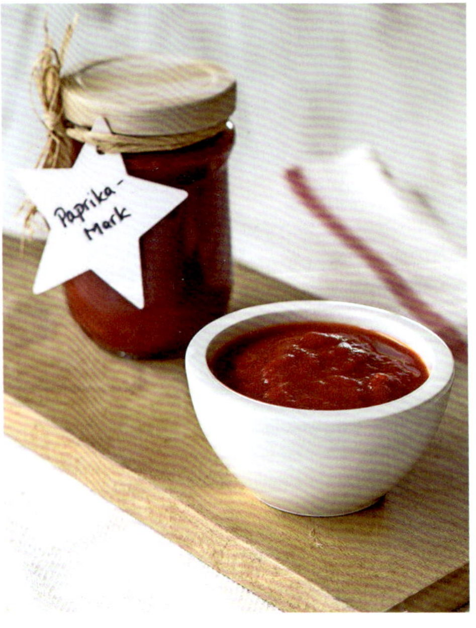


## Zubereitung

1 Backofen vorheizen auf 250 °C (Grillstufe). Die gewaschene Paprika vierteln, entkernen und mit der Hautseite nach oben auf ein mit Backpapier ausgelegtes Backblech legen. Die Paprika direkt unter dem Grill 15 Minuten backen, bis die Haut Blasen wirft und schwarz wird.

2 Die heiße Paprika in einen Frischhaltebeutel füllen und gut verschließen. 45 Minuten abkühlen lassen, bis die Paprika lauwarm ist. Die Haut danach von der Paprika abziehen. Die Paprikafilets in einen Topf geben und fein pürieren. Apfelessig und Salz hinzufügen und alles bei mittlerer Hitze gut 10 Minuten köcheln lassen. Dabei regelmäßig umrühren.

3 Das fertige Paprikamark in Gläser abfüllen, verschrauben und die Gläser 5 Minuten auf den Kopf stellen. Umdrehen, auskühlen lassen und dann im Kühlschrank aufbewahren. Es hält sich dort etwa 4 Wochen.

**TIPP**

Mit Paprikamark lässt sich in vielen Gerichten Tomatenmark ersetzen. Das Mark können Sie auch mit Möhren kombinieren, indem Sie gewürfelte Möhren im Backofen mitbacken.

# Grundrezept Salatsoße

Für 4 Portionen (1 Salatkopf)

**Zubereitungszeit: 3 Minuten**

**Eine Portion enthält:**

| | |
|---|---|
| 77 kcal (321 kJ) | 8 g Fett |
| 0 g Eiweiß | 2 g Kohlenhydrate |

## Zutaten

- 2 TL Agavendicksaft
- 1 große Prise Salz
- weißer Pfeffer
- 2 EL Apfelessig
- 3 EL Rapsöl oder Olivenöl

## Zubereitung

1 In einer kleinen Schüssel den Agavendicksaft mit Salz, Pfeffer und Apfelessig mit einem Schneebesen verquirlen.

2 Das Öl dazugeben und mit dem Schneebesen zu einer dickflüssigen Emulsion verquirlen.

**TIPP**

Verfeinern Sie die Salatsoße mit einem Esslöffel Joghurt für eine cremige Joghurtsoße. Und natürlich können Sie auch frische Kräuter Ihrer Wahl zufügen – verträglich sind zum Beispiel Petersilie, Rosmarin oder Basilikum.

# Pasta ohne Ei

Für 2 Portionen

**Zubereitungszeit: 10 Minuten**
**Ruhezeit: 30 Minuten**

**Eine Portion enthält:**

| | |
|---|---|
| 538 kcal (2251 kJ) | 6 g Fett |
| 16 g Eiweiß | 103 g Kohlenhydrate |

## Zutaten

- 300 g Hartweizengrieß
- 120 ml lauwarmes Wasser
- 1 EL Olivenöl
- ½ TL Salz

## Zubereitung

1 Alle Zutaten in eine Rührschüssel geben und etwa 3 Minuten mit den Knethaken des Handmixers verkneten, danach den Teig weiter 3 Minuten von Hand kneten, bis ein geschmeidiger Teig entsteht.

2 Den Teig in Frischhaltefolie wickeln und 30 Minuten bei Zimmertemperatur ruhen lassen. Danach nach Wunsch weiterverarbeiten.

**TIPP**

Hartweizengrieß wird bei Histamin-Intoleranz oft vertragen, da es sich um eine andere Weizenart handelt als bei Weizenmehl, für das Weichweizen benutzt wird. Den Teig können Sie zum Beispiel zu Tagliatelle verarbeiten oder für gefüllte Ravioli verwenden.

# FRÜHSTÜCK

## Espresso-Müsli

Für 7 Portionen à 50 g (350 g)

**Zubereitungszeit: 15 Minuten**
**Backzeit: 20 Minuten**

**Eine Portion enthält:**

| | |
|---|---|
| 267 kcal (1119 kJ) | 10 g Fett |
| 7 g Eiweiß | 37 g Kohlenhydrate |

### Zutaten

- 250 g Haferflocken
- 50 g Haferkleie
- 6 EL kalter Espresso
- 2 EL Rapsöl
- 2 EL Zuckerrübensirup
- 1 EL Rohrohrzucker
- 100 g weiße Schokolade

### Zubereitung

1 Zuerst den Espresso kochen und komplett abkühlen lassen. Haferflocken mit der Haferkleie in eine Schüssel geben und vermischen. Den abgekühlten Espresso mit dem Rapsöl, dem Zuckerrübensirup und dem Rohrohrzucker vermischen.

2 Die flüssigen Zutaten zu den trockenen geben und alles gut vermischen. Jede Haferflocke sollte etwas feucht sein. Ein Backblech mit Backpapier auslegen und das Müsli bei 175 °C (Ober-/Unterhitze) etwa 20 Minuten im vorgeheizten Ofen backen. Währenddessen die weiße Schokolade grob hacken.

3 Das Müsli auf dem Blech komplett auskühlen lassen, grob auseinanderbrechen und mit der gehackten weißen Schokolade vermischen.

**TIPP**

Wenn Sie sich unsicher sind, ob Sie weiße Schokolade vertragen, können Sie diese natürlich auch weglassen. In jedem Fall sollten Sie darauf achten, dass die weiße Schokolade keine Sojalecithine enthält.

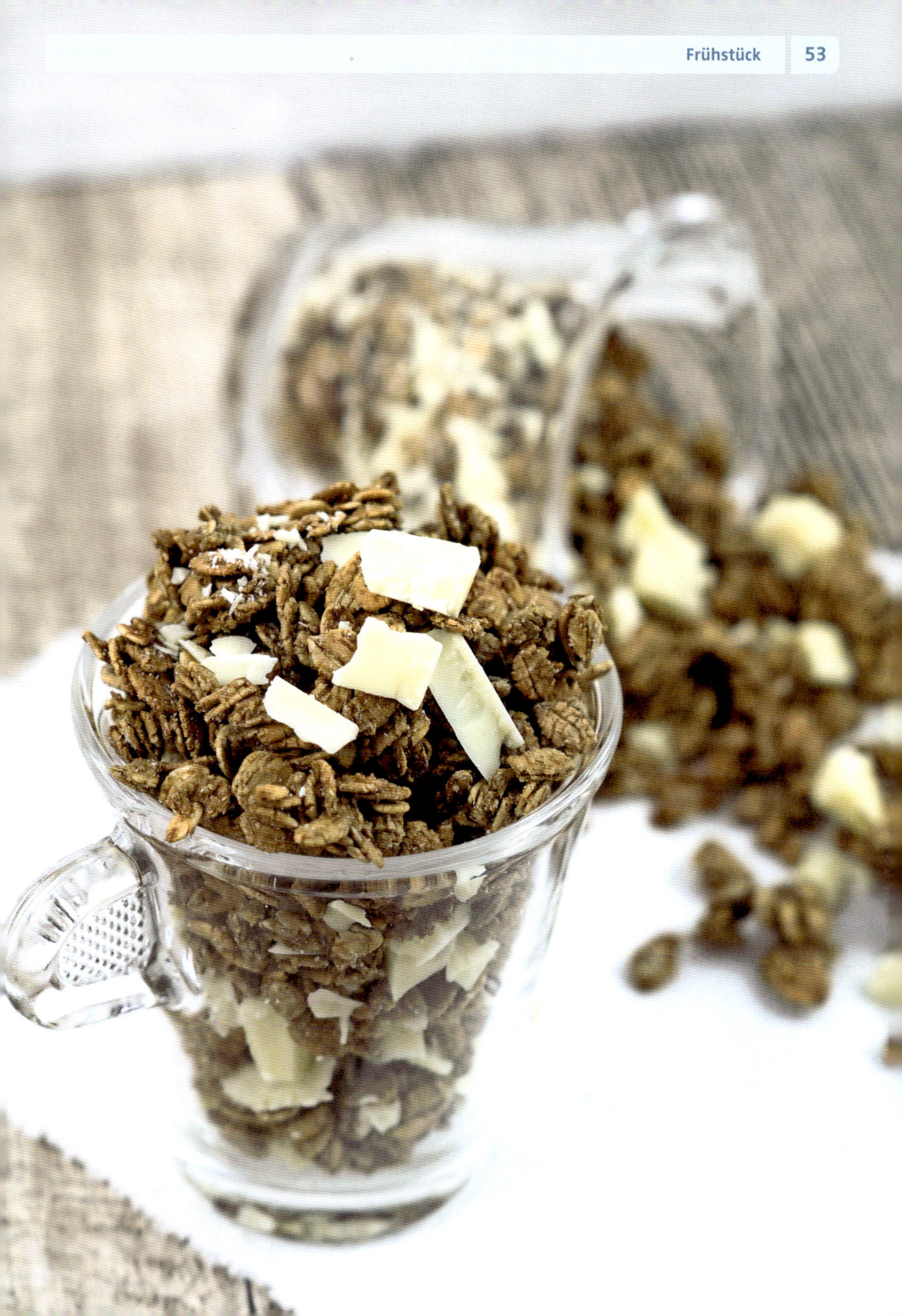

# Apfel-Knuspermüsli

Für 7 Portionen à 50 g (350 g)

**Zubereitungszeit: 10 Minuten**
**Backzeit: 24 Minuten**

**Eine Portion enthält:**

| | |
|---|---|
| 262 kcal (1098 kJ) | 10 g Fett |
| 6 g Eiweiß | 37 g Kohlenhydrate |

## Zutaten

- 250 g Haferflocken
- 50 g Haferkleie
- 100 g Apfelmus (ohne Zitronensaft oder -säure!)
- 50 g Rapsöl
- 40 g Rohrohrzucker
- 40 g Apfelchips

## Zubereitung

1 Die Haferflocken in einer Schüssel mit der Haferkleie und dem Apfelmus verrühren. Das Rapsöl mit dem Rohrohrzucker erhitzen, bis der Zucker leicht geschmolzen ist. Die warme Masse über die Flocken gießen und alles gut vermengen, bis jede Flocke etwas feucht ist.

2 Ein Backblech mit Backpapier auslegen, das Müsli darauf verteilen und leicht andrücken. Bei 175 °C (Ober-/Unterhitze) im vorgeheizten Backofen etwa 12 Minuten backen, dann einmal wenden und noch mal 12 Minuten backen.

3 Das Apfel-Knuspermüsli vollkommen auskühlen lassen und mit den zerbrochenen Apfelchips vermengen.

**TIPP**

Das Apfel-Knuspermüsli schmeckt sehr gut mit Naturjoghurt als Frühstück und Sie können es auch prima unterwegs essen.

# Granatapfel-Gelee

Für 5 Gläser à 125 g

**Zubereitungszeit: 30 Minuten**
**Gelierzeit: mindestens 4 Stunden, besser über Nacht**

**Eine Portion enthält:**

| | |
|---|---|
| 338 kcal (1418 kJ) | 0 g Fett |
| 1 g Eiweiß | 80 g Kohlenhydrate |

## Zutaten

300 g Granatapfelkerne (ca. 2 Granatäpfel)
200 ml Apfelsaft
300 g Zucker
10 g Apfelpektin

**TIPP**

Wenn Sie das Gelee etwas süßer haben möchten, nehmen Sie einfach mehr Apfelsaft und weniger Wasser. Wählen Sie in jedem Fall klaren Apfelsaft, da naturtrüber weniger verträglich ist, und achten Sie darauf, dass er keine Zusatzstoffe wie Zitronensaft oder -säure enthält.

## Zubereitung

1 Die Granatapfelkerne zunächst aus dem Granatapfel lösen (oder alternativ TK-Granatapfelkerne verwenden). Die Kerne mit dem Apfelsaft in einem Topf leicht erwärmen. Nicht kochen lassen. Ein Sieb mit einem Geschirrtuch auslegen und in eine Schüssel legen. Das Granatapfel-Apfelsaft-Gemisch hineingießen und die Kerne gut ausdrücken.

2 Den entstandenen Saft mit Wasser auf insgesamt 500 ml auffüllen. Diesen Saft nun unter Rühren mit 250 g Zucker aufkochen und 3 Minuten sprudelnd kochen lassen.

3 Das Pektin mit dem restlichen Zucker (50 g) mischen und zur sprudelnden Masse geben. Noch mal 1 Minute weiterköcheln lassen. Eine Gelierprobe machen und das Gelee in saubere Gläser abfüllen.

4 Den Deckel draufschrauben und die Gläser für 3 Minuten auf den Kopf stellen. Dann wieder umdrehen und vollständig auskühlen lassen.

# Pancakes

Für 4 Portionen (12–16 kleine Pancakes)

**Zubereitungszeit: 25 Minuten**
**Backzeit: 15–20 Minuten**

**Eine Portion enthält:**

| | |
|---|---|
| 235 kcal (983 kJ) | 6 g Fett |
| 10 g Eiweiß | 35 g Kohlenhydrate |

## Zutaten

- 150 ml Milch
- 3 Eier
- 150 g Weizenmehl
- 1 TL Weinstein-Backpulver
- 2 EL Zucker
- Rapsöl zum Ausbacken

## Zubereitung

1 Zwei Eier trennen. Die beiden Eigelb zusammen mit dem ganzen Ei sowie der Milch mit den Quirlen des Handmixers aufschlagen. Das Mehl mit dem Backpulver mischen und alles zu einem glatten Teig verrühren.

2 Die beiden Eiweiß in einer weiteren Schüssel steif schlagen. Währenddessen den Zucker dazugeben und so lange weiter schlagen, bis das Eiweiß weiße Spitzen zieht. Den Eischnee dann locker unter den Teig heben.

3 In einer Pfanne etwas Rapsöl erhitzen und die Pancakes von beiden Seiten etwa 2 Minuten bei mittlerer Hitze backen. Die bereits fertigen Pancakes im Backofen bei 50 °C (Ober-/Unterhitze) warm halten, bis sämtliche Pancakes gebacken sind.

**TIPP**

Genießen Sie die Pancakes stilecht mit etwas Ahornsirup und frischen Früchten Ihrer Wahl. Besonders gut passen Blaubeeren, die Sie entweder nach dem Backen oder auch direkt beim Ausbacken in der Pfanne hinzufügen können.

## Apfelmus-Waffeln

Für 8 Stück

**Zubereitungszeit: 25 Minuten**
**Backzeit insgesamt: etwa 15 Minuten**

**Eine Portion enthält:**

| | |
|---|---|
| 303 kcal (1268 kJ) | 11 g Fett |
| 3 g Eiweiß | 48 g Kohlenhydrate |

### Zutaten

- 100 g Butter
- 80 g Zucker
- 250 g Weizenmehl
- 50 g Speisestärke
- 1 ½ TL Weinstein-Backpulver
- 400 g Apfelmus

### Zubereitung

1 Butter und Zucker einige Minuten aufschlagen und zu einer glatten Masse verarbeiten. Mehl, Speisestärke und Backpulver in einer Schüssel verrühren und abwechselnd mit dem Apfelmus zum Teig geben. Dazwischen immer wieder gut verrühren.

2 Ein Waffeleisen einfetten und den Waffelteig nach und nach ausbacken.

**TIPP**

Achten Sie beim Apfelmus darauf, dass es keinen Zitronensaft oder keine Zitronensäure enthält. Um auf Nummer sicher zu gehen, können Sie das Mus natürlich auch selbst machen.

## Espresso-Waffeln

Für 8 Stück

**Zubereitungszeit: 25 Minuten**
**Backzeit insgesamt: etwa 15 Minuten**

**Eine Portion enthält:**

| | |
|---|---|
| 239 kcal (1002 kJ) | 12 g Fett |
| 4 g Eiweiß | 28 g Kohlenhydrate |

### Zutaten

- 100 g weiche Butter
- 80 g Zucker
- 2 Eier
- 150 ml Espresso (etwa 4 Tassen)
- 200 g Weizenmehl
- 1 TL Weinstein-Backpulver

### Zubereitung

1 Für die Waffeln zunächst vier Espressi kochen und abkühlen lassen.

2 Währenddessen Butter, Zucker und die Eier in einer Schüssel schaumig aufschlagen. Den leicht abgekühlten Espresso unterrühren. Zuletzt das Mehl sowie das Backpulver untermischen und alles zu einem glatten Teig verarbeiten.

3 Den Waffelteig in einem leicht eingefetteten Waffeleisen ausbacken.

**TIPP**

Espresso ist bei Histamin-Intoleranz besser verträglich als Kaffee. Trotzdem empfiehlt es sich, nicht mehr als eine Waffel zu essen und vorsichtig zu testen, wie viel man verträgt.

# Blaubeer-Scones

Für 8 Stück

**Zubereitungszeit: 5 Minuten**
**Backzeit: 15 Minuten**

**Eine Portion enthält:**

| | |
|---|---|
| 320 kcal (1340 kJ) | 18 g Fett |
| 5 g Eiweiß | 34 g Kohlenhydrate |

## Zutaten

- 280 g Weizenmehl
- 50 g brauner Zucker
- 10 g Weinstein-Backpulver
- 1 Prise Salz
- 100 g kalte Butter
- 50 ml Milch
- 150 ml Sahne
- 250 g Blaubeeren
- 1 Ei (optional für den Glanz)

## Zubereitung

1 Mehl, Zucker, Backpulver und Salz in einer Schüssel mit einem Löffel vermischen. Die kalte Butter dazugeben und mit den Händen unterkneten, bis sie mit den trockenen Zutaten vermischt ist. Milch und Sahne mischen und zusammen in die Schüssel geben. Mit einer Gabel locker unterheben. Auf keinen Fall kneten! Ebenso mit den Blaubeeren verfahren.

2 Den Teig auf eine bemehlte Arbeitsfläche geben und mit den Händen zu einem runden Teigfladen schieben. Auch hier nicht mehr kneten! Mit einem Messer den Teig wie eine Torte in acht dreieckige Stücke schneiden und auf ein mit Backpapier ausgelegtes Backblech legen. Falls gewünscht, ein Ei verquirlen und auf die Blaubeer-Scones pinseln.

3 Diese dann im vorgeheizten Backofen bei 200 °C (Ober-/Unterhitze) 15 Minuten backen.

**TIPP**

Die Blaubeer-Scones sind schnell gemacht und schmecken am besten noch lauwarm direkt aus dem Ofen. Daher lohnt es sich, sie stets frisch zu machen. Probieren Sie die Scones alternativ auch mal mit kleinen Apfelstücken oder Cranberrys.

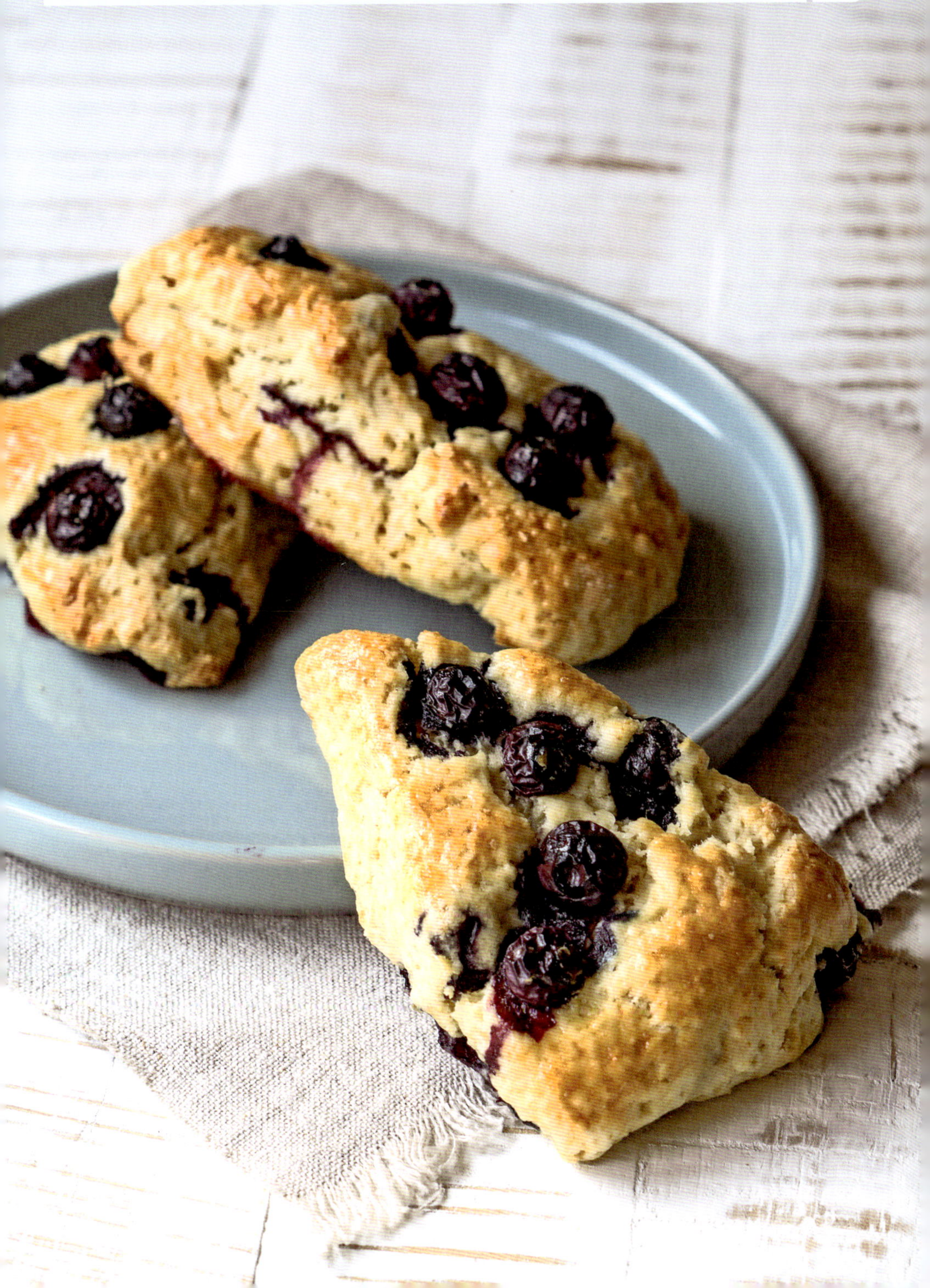

## Apple Pie Porridge

Für 2 Portionen

**Zubereitungszeit: 10 Minuten**

**Eine Portion enthält:**

| | |
|---|---|
| 387 kcal (1618 kJ) | 8 g Fett |
| 12 g Eiweiß | 66 g Kohlenhydrate |

### Zutaten

- 500 ml Hafermilch
- 2 Äpfel
- 150 g zarte Haferflocken
- Zimt nach Belieben

### Zubereitung

1 Die Äpfel schälen und in kleine Würfel schneiden.

2 Die Hafermilch in einen Topf geben und bei mittlerer Hitze unter Rühren erwärmen (nicht aufkochen). Die Haferflocken dazugeben und etwa 1 bis 2 Minuten rühren, bis eine homogene Masse entsteht.

3 Den Topf von der Platte ziehen, die Hälfte der Apfelstücke und Zimt in das heiße Porridge geben und verrühren. In einer Schüssel servieren und die restlichen Apfelstücke darüberstreuen.

**TIPP**

Das Porridge schmeckt sowohl warm als auch kalt und ist perfekt zum Mitnehmen für unterwegs geeignet.

## French-Toast-Auflauf

Für 3 Portionen

**Zubereitungszeit: 5 Minuten**
**Backzeit: 20 Minuten**

**Eine Portion enthält:**

| | |
|---|---|
| 341 kcal (1424 kJ) | 10 g Fett |
| 14 g Eiweiß | 47 g Kohlenhydrate |

### Zutaten

- 3 Eier
- 175 ml Milch
- 5 EL Ahornsirup
- ½ TL Zimt (optional)
- 6 Scheiben Toastbrot (Rezept siehe Seite 68)
- 150 g frische Blaubeeren
- Rapsöl zum Einpinseln

### Zubereitung

1 In einer Schüssel die Eier mit Milch, Ahornsirup und Zimt gut verquirlen. Das Toastbrot würfeln und in der Eiermilch wenden. Drei kleine Auflaufformen mit etwas Rapsöl einpinseln und die eingeweichten Toastwürfel darin verteilen.

2 Die Blaubeeren darüber verteilen und alles bei 200 °C (Ober-/Unterhitze) im vorgeheizten Backofen 20 Minuten backen. Etwas abkühlen lassen und lauwarm genießen.

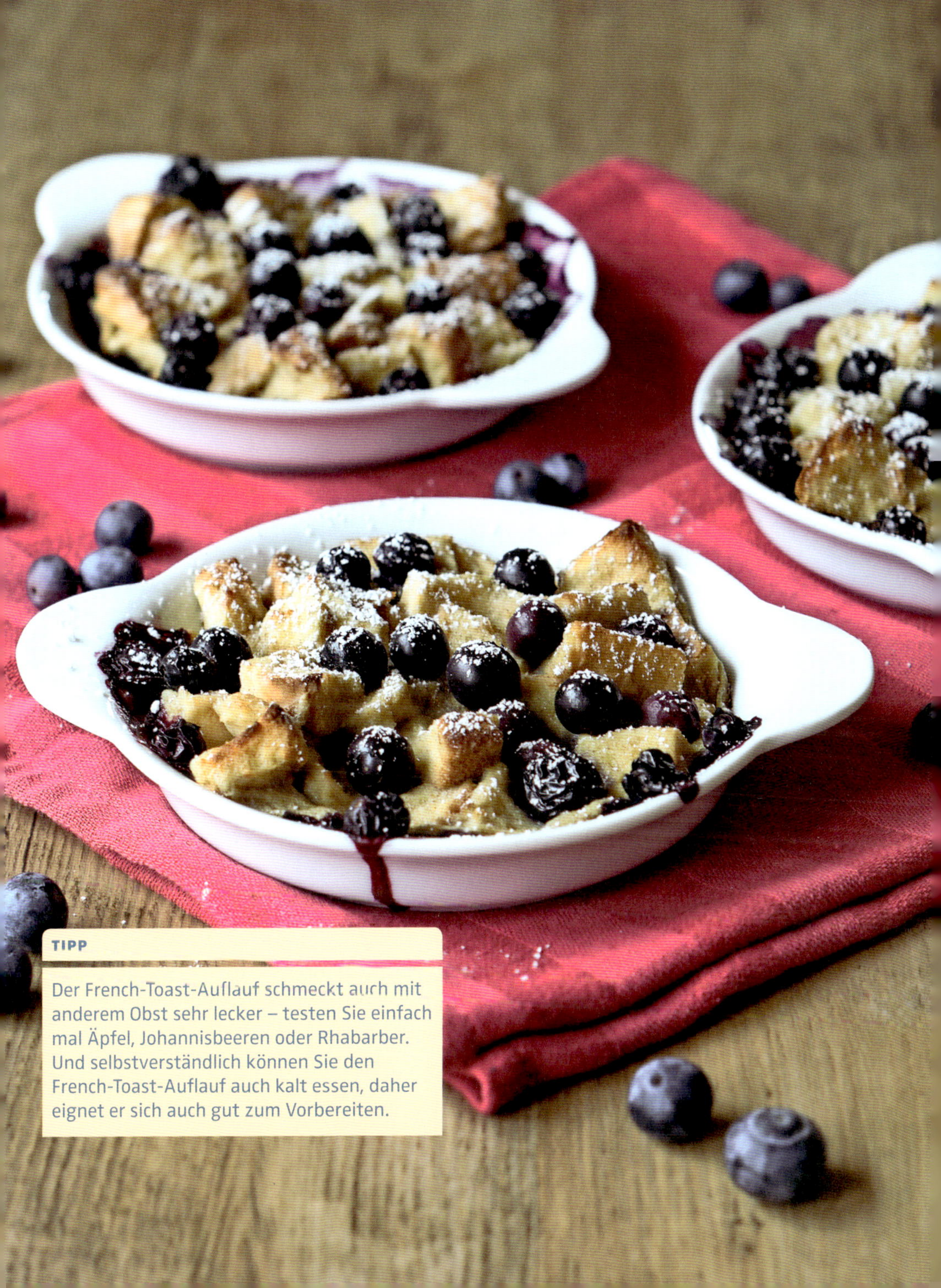

**TIPP**

Der French-Toast-Auflauf schmeckt auch mit anderem Obst sehr lecker – testen Sie einfach mal Äpfel, Johannisbeeren oder Rhabarber. Und selbstverständlich können Sie den French-Toast-Auflauf auch kalt essen, daher eignet er sich auch gut zum Vorbereiten.

# Frühstücksmuffins ohne Kristallzucker

Für 12 Stück

**Zubereitungszeit: 15 Minuten**
**Backzeit: 20 Minuten**

**Eine Portion enthält:**

| | |
|---|---|
| 108 kcal (452 kJ) | 6 g Fett |
| 3 g Eiweiß | 12 g Kohlenhydrate |

## Zutaten

- 30 g zarte Haferflocken
- 40 ml Milch
- 50 ml Rapsöl
- 2 Eier
- 160 g Apfelmus (ohne Zitronensaft oder -säure!)
- 125 g Weizenmehl
- 5 g Weinstein-Backpulver
- 125 g frische Blaubeeren

## Zubereitung

1 Die Haferflocken in einer Schüssel in der Milch quellen lassen.

2 Währenddessen das Öl mit den Eiern in einer weiteren Schüssel gut 3 Minuten schaumig schlagen. Das Apfelmus dazugeben und kurz unterrühren. Mehl mit dem Backpulver vermischen und ebenfalls unter den Teig rühren. Danach die gequollenen Haferflocken untermischen und zuletzt die Hälfte der Blaubeeren vorsichtig unterheben.

3 Eine Muffinform einfetten oder mit Förmchen auslegen. Jeweils ein bis zwei Esslöffel des Muffinteigs in die Form geben. Die restlichen Blaubeeren auf den Teig in der Form verteilen.

4 Diese dann bei 175 °C (Ober-/Unterhitze) im vorgeheizten Backofen etwa 20 Minuten backen.

**TIPP**

Die Frühstücksmuffins sind ein perfekter Snack für unterwegs oder auf Reisen. Sie können diese natürlich auch mit anderem Obst backen. Testen Sie doch mal Johannisbeeren.

# BROT UND BRÖTCHEN

## Haferflockenbrot ohne Mehl

Für 15 Scheiben

**Zubereitungszeit: 5 Minuten**
**Backzeit: 60 Minuten**

**Eine Portion enthält:**

| | |
|---|---|
| 153 kcal (642 kJ) | 3 g Fett |
| 10 g Eiweiß | 21 g Kohlenhydrate |

### Zutaten

500 g Magerquark

2 Eier

½ TL Salz

2 Päckchen Weinstein-Backpulver

300 g kernige Haferflocken

200 g zarte Haferflocken

### Zubereitung

1 Den Magerquark mit den Eiern, dem Salz sowie dem Weinstein-Backpulver mit einem Schneebesen glatt rühren. Die Haferflocken dazugeben und mit den Händen gut verkneten. Der Teig klebt ein wenig, lässt sich aber trotzdem gut verarbeiten.

2 Eine Kastenform (ca. 26 cm lang) mit Backpapier auslegen und den Teig mit den Händen hineindrücken.

3 Im vorgeheizten Backofen bei 175 °C (Ober-/Unterhitze) das Haferflocken-Brot 60 Minuten backen. Etwa 30 Minuten in der Form auskühlen lassen, stürzen und dann komplett erkalten lassen.

**TIPP**

Das Brot schmeckt frisch besonders lecker, ist aber auch einige Tage später noch richtig saftig. Grundsätzlich können Sie es mit süßem oder herzhaftem Belag essen. Zudem eignet es sich prima für die Brotbox für Schule oder Büro.

# 30-Minuten-Quarkhörnchen

Für 8 Stück

**Zubereitungszeit: 10 Minuten**
**Backzeit: 20 Minuten**

**Eine Portion enthält:**

| | |
|---|---|
| 168 kcal (703 kJ) | 5 g Fett |
| 6 g Eiweiß | 25 g Kohlenhydrate |

## Zutaten

- 150 g Quark
- 1 Ei
- 50 g Zucker
- 1 Prise Salz
- 3 EL Rapsöl
- 220 g Weizenmehl
- 1 TL Backpulver
- 1 TL Natron

## Zubereitung

1 Alle Zutaten in eine Schüssel geben und mit den Quirlen des Handmixers zu einem glatten Teig verarbeiten. Den Teig zu einem Kreis (etwa 3 bis 5 mm hoch) ausrollen, achteln und von außen nach innen zu Hörnchen aufrollen. Die Quarkhörnchen auf ein mit Backpapier ausgelegtes Backblech legen.

2 Im vorgeheizten Backofen bei 220 °C (Ober-/Unterhitze) 5 Minuten backen. Die Ofentemperatur dann auf 180 °C runterdrehen und die Hörnchen 15 Minuten weiterbacken.

3 Auf einem Rost auskühlen lassen und am besten frisch genießen.

**TIPP**

Reduzieren Sie den Zuckeranteil auf etwa 10 g, dann können Sie die Hörnchen auch herzhaft mit Frischkäse oder verträglichem Aufschnitt belegen.

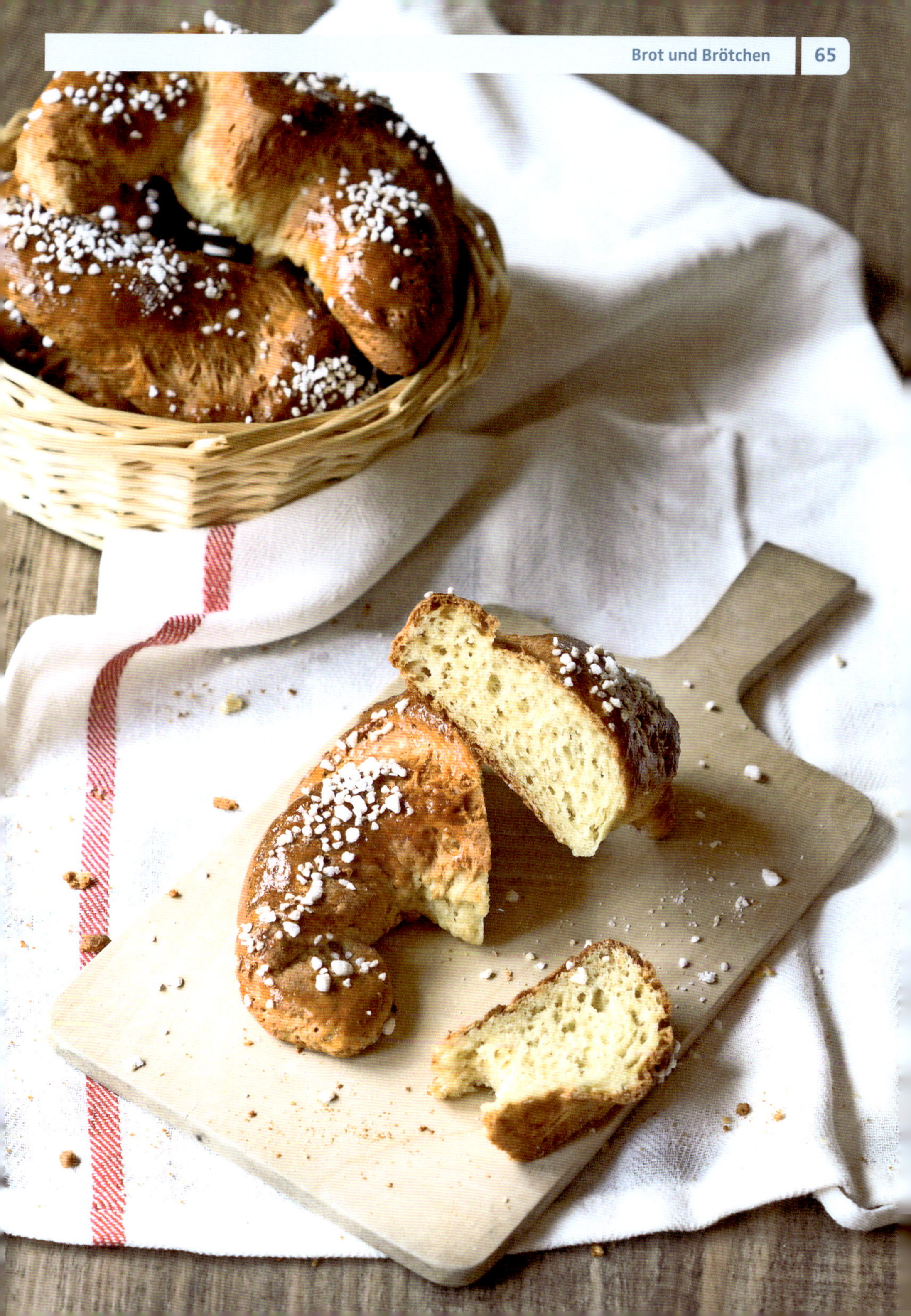

# Möhren-Kürbiskern-Brot

Für 15 Scheiben

**Zubereitungszeit: 10 Minuten**
**Gehzeit: 60 Minuten**
**Backzeit: 45 Minuten**

**Eine Portion enthält:**

| | |
|---|---|
| 174 kcal (727 kJ) | 6 g Fett |
| 7 g Eiweiß | 24 g Kohlenhydrate |

## Zutaten

- 500 g Dinkelmehl
- 100 g geriebene Möhren
- 250 ml lauwarmes Wasser
- 1 TL Zucker
- 2 TL Salz
- 3 EL Rapsöl
- 20 g frische Hefe
- 100 g Kürbiskerne

## Zubereitung

1 Dinkelmehl in eine große Schüssel geben. Die Möhren reiben und zum Mehl geben. Das lauwarme Wasser mit Zucker, Salz und Rapsöl mischen. Die frische Hefe hineinbröckeln und mithilfe eines Schneebesens komplett in der Flüssigkeit auflösen. Die Hefemischung in die Schüssel gießen und mit den Knethaken des Handmixers zu einem glatten Teig kneten. Eventuell noch etwas Mehl zufügen. Zuletzt 80 g Kürbiskernen unterkneten. Den Hefeteig 60 Minuten an einem warmen Ort gehen lassen.

2 Nach der Gehzeit den Teig noch mal mit den Händen auf bemehlter Arbeitsfläche durchkneten. Eine Kastenform (26 cm lang) mit Backpapier auslegen und den Teig hineindrücken. Diesen mit etwas Wasser bepinseln und die restlichen Kürbiskerne darüberstreuen.

3 Das Möhren-Kürbiskern-Brot im vorgeheizten Backofen bei 200 °C (Ober-/Unterhitze) 45 Minuten backen. Dabei nach 10 Minuten mit einem scharfen Messer mittig einschneiden, damit das Brot schön aufbricht.

**TIPP**

Testen Sie doch auch mal ein dunkles Dinkelmehl oder ein Dinkelvollkornmehl. Das Brot lässt sich übrigens auch sehr gut in Scheiben einfrieren und dadurch portionsweise auftauchen.

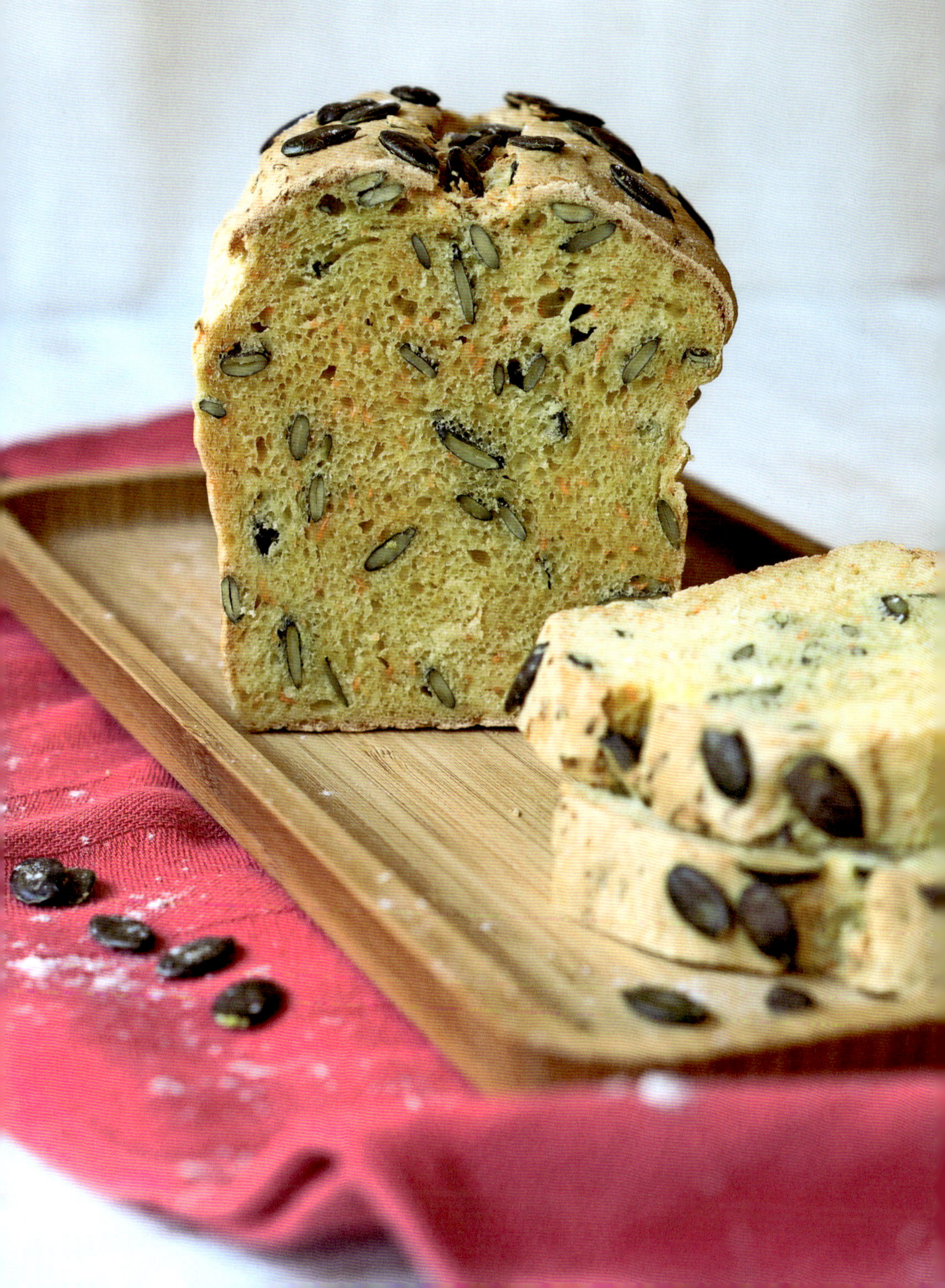

# Buttertoastbrot

Für 15 Scheiben

**Zubereitungszeit: 20 Minuten**
**Gehzeit: 60 Minuten**
**Backzeit: 45 Minuten**

**Eine Portion enthält:**

| | |
|---|---|
| 137 kcal (575 kJ) | 2 g Fett |
| 4 g Eiweiß | 25 g Kohlenhydrate |

## Zutaten

- 500 g Weizenmehl
- 30 g Butter
- 1 TL Salz
- 200 ml lauwarmes Wasser
- 100 ml Milch
- 2 TL Zucker
- 20 g frische Hefe

## Zubereitung

1 Das Mehl, die Butter und einen Teelöffel Salz in eine Schüssel geben. In einer weiteren Schüssel das lauwarme Wasser mit Milch, Zucker und der Hefe verquirlen, bis sich diese aufgelöst hat. Die Hefe-Mischung in die Schüssel mit Mehl, Butter und Salz geben und alles zu einem glatten Teig verkneten.

2 Am besten zunächst einige Minuten mit den Knethaken des Handmixers und dann noch einige Minuten von Hand kneten. Der Teig sollte insgesamt etwa 8 bis 10 Minuten geknetet werden.

3 Den Teig in eine Schüssel geben, diese mit einem nassen Geschirrtuch abdecken und alles etwa 60 Minuten gehen lassen. Nach der Gehzeit den Teig noch mal kurz durchkneten und in eine ausgebutterte und bemehlte Kastenform (26 cm lang) füllen.

4 Bei 200 °C (Ober-/Unterhitze) in den vorgeheizten Backofen stellen und 5 Minuten backen lassen. Danach mittig einen Schnitt in den Teig machen, damit das Buttertoastbrot schön aufbricht. Nun weitere 40 Minuten bei gleicher Temperatur backen lassen, bis das Buttertoastbrot leicht braun wird. Vor dem Anschneiden vollständig auskühlen lassen.

**TIPP**

Das Buttertoastbrot lässt sich prima vorbereiten und je nach Wunsch auftoasten und belegen. Probieren Sie doch auch mal ein Sandwich mit leckerem Dip, Salat und Aufschnitt nach Wahl.

# Klassischer Hefezopf

Für 18 Scheiben

**Zubereitungszeit: 20 Minuten**
**Gehzeit: 60 Minuten**
**Backzeit: 35 Minuten**

**Eine Portion enthält:**

| | |
|---|---|
| 158 kcal (661 kJ) | 5 g Fett |
| 4 g Eiweiß | 24 g Kohlenhydrate |

## Zutaten

500 g Weizenmehl
75 g Butter
1 TL Salz
40 g Zucker
21 g frische Hefe
250 ml Milch, lauwarm
1 Ei

**Optional:**

1 Eigelb
1 EL Wasser
Hagelzucker

## Zubereitung

1 Mehl in eine große Schüssel geben, die Butter in kleinen Stücken dazugeben und das Salz darüberstreuen. Die Milch handwarm erwärmen und den Zucker sowie die Hefe darin mit einem Schneebesen vollständig auflösen. Das Ei dazugeben und ebenfalls verquirlen. Die Flüssigkeit in die Schüssel gießen und alles mit den Knethaken des Handmixers zu einem glatten Teig verarbeiten. Die Schüssel mit einem nassen Handtuch bedecken und den Hefeteig 30 Minuten gehen lassen.

2 Nach der Gehzeit den Teig mit den Händen noch mal auf der Arbeitsplatte durchkneten und in drei gleiche Teile portionieren. Jedes Teil einzeln zu einem Strang rollen und aus den drei Strängen einen Zopf flechten. Die Enden unter dem Zopf einklappen.

3 Den Zopf auf ein mit Backpapier ausgelegtes Backblech legen. Noch mal gut 30 Minuten gehen lassen. Währenddessen den Backofen auf 200 °C (Ober-/Unterhitze) vorheizen.

4 Falls gewünscht, ein Ei trennen und das Eigelb mit einem Esslöffel Wasser verquirlen, auf den Hefezopf streichen und mit Hagelzucker bestreuen. Den Hefezopf dann im vorgeheizten Backofen etwa 35 Minuten backen.

**TIPP**

Der Hefezopf ist ein tolles Highlight auf dem Frühstückstisch, auch wenn seine Zubereitung etwas Zeit in Anspruch nimmt. Achten Sie darauf, dass der Hefeteig nicht länger als angegeben geht, er könnte sonst nicht mehr so gut verträglich sein.

# Pfannenbrot

Für 6 Stück

**Zubereitungszeit: 20 Minuten**
**Ruhezeit: 30 Minuten**
**Backzeit insgesamt: etwa 15 Minuten**

**Eine Portion enthält:**

| | |
|---|---|
| 164 kcal (687 kJ) | 2 g Fett |
| 5 g Eiweiß | 31 g Kohlenhydrate |

## Zutaten

- 250 g Weizenmehl
- ½ TL Salz
- 1 TL Weinstein-Backpulver
- 1 EL Natur-Joghurt
- 1 EL Öl
- 50 ml Milch
- 50 ml Wasser (lauwarm)

## Zubereitung

1 Alle Zutaten in eine Schüssel geben und zu einem glatten, nicht mehr klebrigen Teig verkneten – eventuell noch etwas Mehl zufügen. Den Teig abdecken und etwa 30 Minuten ruhen lassen.

2 Nach der Ruhezeit den Teig für das Pfannenbrot in sechs gleich große Teile teilen. Jedes Teil auf etwas Mehl etwa 2 Millimeter dünn ausrollen.

3 Eine beschichtete Pfanne ohne Fett erhitzen und die Teigteile jeweils einzeln hinein legen. Von der einen Seite etwa 2 Minuten backen lassen, dann wenden und noch einmal etwa 1 Minute backen. Vorsicht: Das Pfannenbrot kann auch schnell schwarz werden, daher unbedingt immer dabeibleiben.

**TIPP**

Das Pfannenbrot passt toll zu Suppen aller Art. Während die Suppe auf dem Herd köchelt, können Sie parallel das Brot ausbacken. Es empfiehlt sich, das Pfannenbrot immer frisch zu machen, weil es dann einfach am besten schmeckt.

# Sodabrot

Für ca. 18 Scheiben

**Zubereitungszeit: 10 Minuten**
**Backzeit: 45 Minuten**

**Eine Portion enthält:**

| | |
|---|---|
| 113 kcal (475 kJ) | 3 g Fett |
| 3 g Eiweiß | 19 g Kohlenhydrate |

## Zutaten

- 450 g + 1 EL Weizenmehl
- 2 TL Natron
- 1 TL Weinstein-Backpulver
- 1 TL Salz
- 50 g Butter
- 350 ml Buttermilch

## Zubereitung

1 450 g Mehl mit Natron, Backpulver und Salz mischen. Die Butter in kleinen Stückchen dazugeben und mit den Händen unter das Mehl kneten. Danach die Buttermilch zufügen und mit den Knethaken des Handmixers sehr kurz (maximal 10 Sekunden!) verrühren.

2 Den Teig dann mit den Händen etwas formen und auf ein Backblech geben. Der Teig ist recht klebrig, aber er lässt sich gut in Form schieben, wenn man nicht mehr versucht, ihn zu kneten. Die Hände waschen und gut abtrocknen. Das Brot mit einem Esslöffel Mehl bestäuben und den Teig mit den Händen vorsichtig glätten, damit keine Teigspitzen stehen bleiben, die beim Backen schwarz werden.

3 Das Sodabrot im vorgeheizten Backofen bei 200 °C (Ober-/Unterhitze) etwa 45 Minuten backen. Dabei eine große Schale mit Wasser in den Backofen geben, damit sich etwas Wasserdampf entwickelt und das Brot eine schöne Kruste bekommt.

**TIPP**

Das Sodabrot geht sehr gut auf und hat einen leicht säuerlichen Geschmack, daher eignet es sich eher für herzhaften Belag.

# Kartoffelbrötchen

Für 8 Stück

**Zubereitungszeit: 10 Minuten**
**Backzeit: 25 Minuten**

**Eine Portion enthält:**

| | |
|---|---|
| 167 kcal (699 kJ) | 3 g Fett |
| 5 g Eiweiß | 29 g Kohlenhydrate |

## Zutaten

- 300 g gekochte, lauwarme Salzkartoffeln
- 2 EL Olivenöl
- 1 TL Salz
- 75 ml Milch
- 250 g Dinkelmehl
- 10 g Weinstein-Backpulver

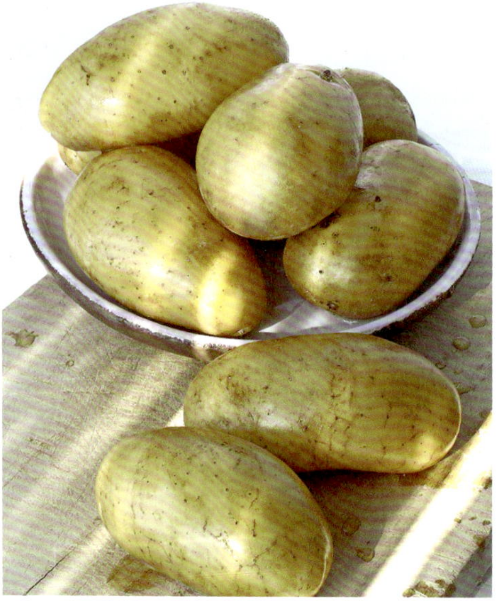

## Zubereitung

1 Die Kartoffeln mit Olivenöl und Salz zu einer glatten Masse stampfen. Die Milch dazugeben und mit den Knethaken des Handmixers weiter zu einer glatten Masse verarbeiten. Das Mehl mit dem Backpulver vermischen und in zwei Portionen unter die Kartoffelmasse rühren. Eventuell noch etwas Mehl dazugeben, falls der Teig zu feucht ist.

2 Die Hände anfeuchten und aus dem Teig insgesamt acht Brötchen formen. Diese auf ein mit Backpapier ausgelegtes Backblech legen.

3 Zusammen mit einer kleinen Schüssel Wasser (für den Dampf im Ofen) etwa 25 Minuten bei 180 °C (Ober-/Unterhitze) im vorgeheizten Backofen backen.

**TIPP**

Planen Sie das Backen der Brötchen ein, wenn Sie ohnehin ein Gericht mit Salzkartoffeln zubereiten. So müssen Sie die Kartoffeln dafür nicht extra kochen und haben zugleich leckere Brötchen für Frühstück oder Abendessen.

# SALATE

## Gurkensalat mit Radieschen-Vinaigrette und Croûtons

Für 4 Beilagen-Portionen

**Zubereitungszeit: 15 Minuten**

**Eine Portion enthält:**

| | |
|---|---|
| 250 kcal (1049 kJ) | 19 g Fett |
| 3 g Eiweiß | 17 g Kohlenhydrate |

### Zutaten

- 4 Scheiben Toastbrot (Rezept siehe Seite 68)
- 4 EL Olivenöl
- 1 Salatgurke

**Für die Vinaigrette:**

- 4 Radieschen
- ½ TL Zucker
- 1 Prise Salz
- 2 EL Apfelessig
- 3 EL Olivenöl

### Zubereitung

1 Für die Croûtons das Toastbrot in Würfel schneiden. In einer Pfanne das Olivenöl erhitzen und die Brotwürfel etwa 3 Minuten darin wenden, bis sie leicht gebräunt sind. Diese dann abkühlen lassen.

2 Die Salatgurke schälen und in Würfel schneiden. Die Radieschen waschen und sehr fein hobeln.

3 Für die Vinaigrette den Zucker mit dem Salz und dem Apfelessig verquirlen. Das Olivenöl dazugeben und zu einer Emulsion verquirlen. Die gehobelten Radieschen ausdrücken und zur Vinaigrette geben.

4 Die Radieschen-Vinaigrette mit den Gurkenwürfeln vermischen. Die Croûtons zum Anrichten darüberstreuen.

**TIPP**

Sie können die Vinaigrette auch mit ein bis zwei Esslöffeln Joghurt vermischen, wenn Sie eine cremige Joghurtsoße zum Salat reichen möchten.

# Roher Brokkolisalat

Für 8 Portionen

**Zubereitungszeit: 25 Minuten**
**Kühlzeit: mindestens 4 Stunden**

**Eine Portion enthält:**

| | |
|---|---|
| 153 kcal (643 kJ) | 13 g Fett |
| 2 g Eiweiß | 7 g Kohlenhydrate |

## Zutaten

250 g Brokkoli
100 g Macadamianüsse
50 g getrocknete Cranberrys

**Für das Dressing:**

1 EL Naturjoghurt
3 EL Olivenöl
2 EL Apfelessig
1 EL Ahornsirup
Salz nach Bedarf

## Zubereitung

1 Die Brokkoliröschen vom Strunk trennen, waschen und sehr fein hacken. Die Macadamianüsse ebenfalls fein hacken. Die getrockneten Cranberrys sehr fein würfeln. Diese drei Zutaten in eine Schüssel geben und vermischen.

2 In einer kleinen Schale alle Zutaten für das Dressing mit einem Schneebesen zu einer Emulsion verquirlen. Das Dressing über den Salat gießen und alles gut verrühren.

3 Den Brokkolisalat mindestens 4 Stunden, am besten über Nacht, im Kühlschrank ziehen lassen.

**TIPP**

Da der Brokkolisalat roh gegessen wird, testen Sie ihn erst mal vorsichtig. Rohkost ist grundsätzlich schwer verdaulich und sollte daher in der Testphase gemieden werden, auch wenn die Zutaten histaminarm sind. Sollte Ihnen der Salat gut bekommen, passt er aber sehr gut zu gegrilltem Fleisch und ist auch als Mahlzeit fürs Büro oder unterwegs gut geeignet.

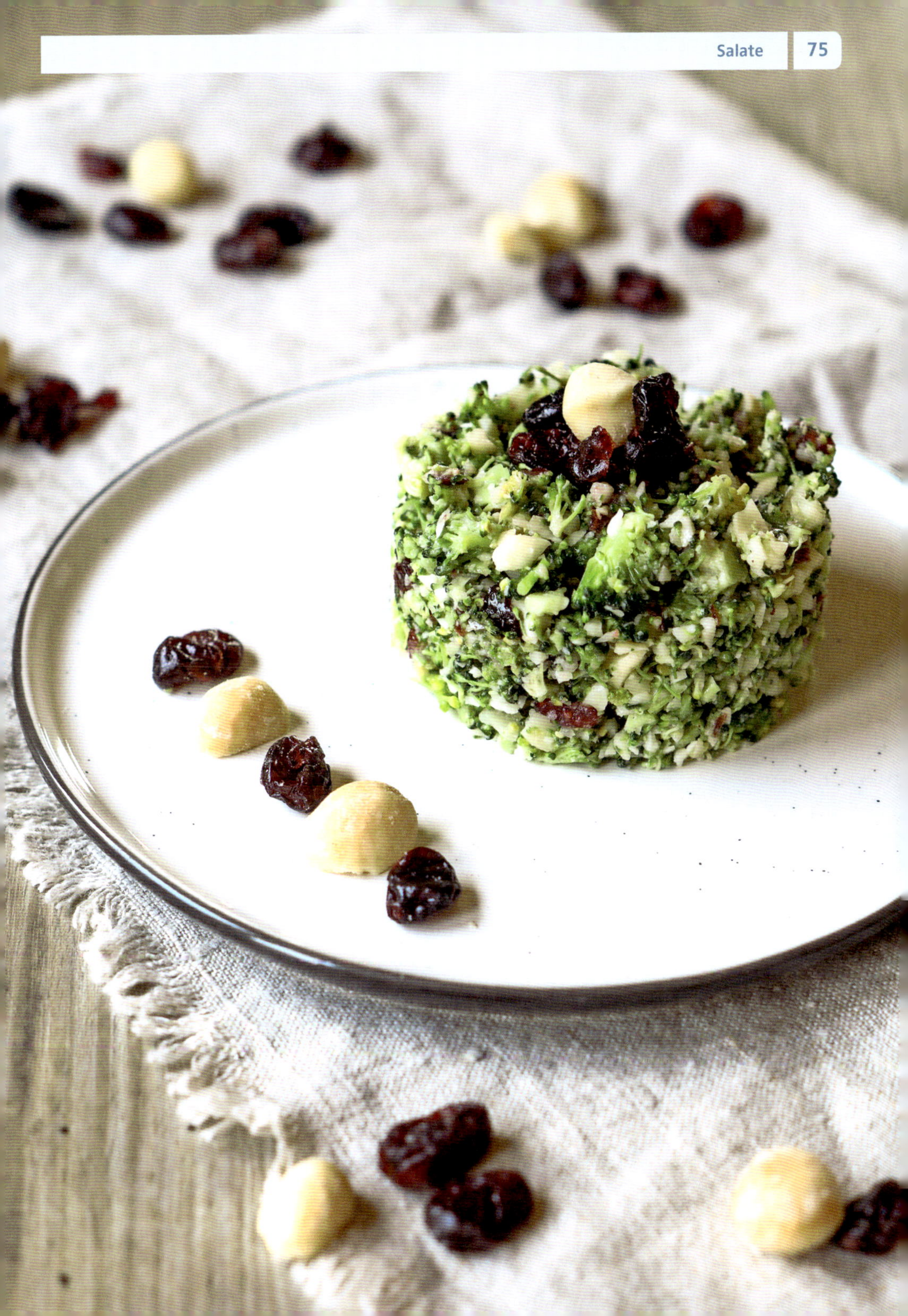

# Gebackener Kartoffelsalat

Für 2 Portionen

**Zubereitungszeit: 20 Minuten**
**Backzeit: 30 Minuten**

**Eine Portion enthält:**

| | |
|---|---|
| 484 kcal (2031 kJ) | 20 g Fett |
| 8 g Eiweiß | 65 g Kohlenhydrate |

## Zutaten

8 mittelgroße Kartoffeln
1 EL Rapsöl
Salz
½ TL Paprikapulver, edelsüß
50 g Feldsalat

**Für das Dressing:**

2 EL Apfelessig
25 ml hefefreie Brühe
1 TL Agavendicksaft
3 EL Rapsöl
Salz

## Zubereitung

1 Die Kartoffeln schälen und in gleichmäßige Würfel schneiden. Das Rapsöl, Salz sowie das Paprikapulver mit den Kartoffelwürfeln mischen. Die Kartoffelwürfel auf einem mit Backpapier ausgelegten Backblech im vorgeheizten Backofen bei 200 °C (Ober-/Unterhitze) 30 Minuten backen. Nach der Hälfte der Backzeit Kartoffeln einmal wenden. Sind die Kartoffeln knusprig, auf dem Blech komplett auskühlen lassen.

2 Die abgekühlten Kartoffelwürfel mit dem inzwischen verlesenen und gewaschenen Feldsalat mischen. Für das Dressing alle Zutaten mit einem Schneebesen verquirlen und mit dem Salat mischen. Sofort servieren.

**TIPP**

Der gebackene Kartoffelsalat schmeckt toll zu Grillfleisch und ist ein Highlight auf jeder Party. Das Dressing erst kurz vor dem Servieren darübergießen, da der Salat sonst durchweicht.

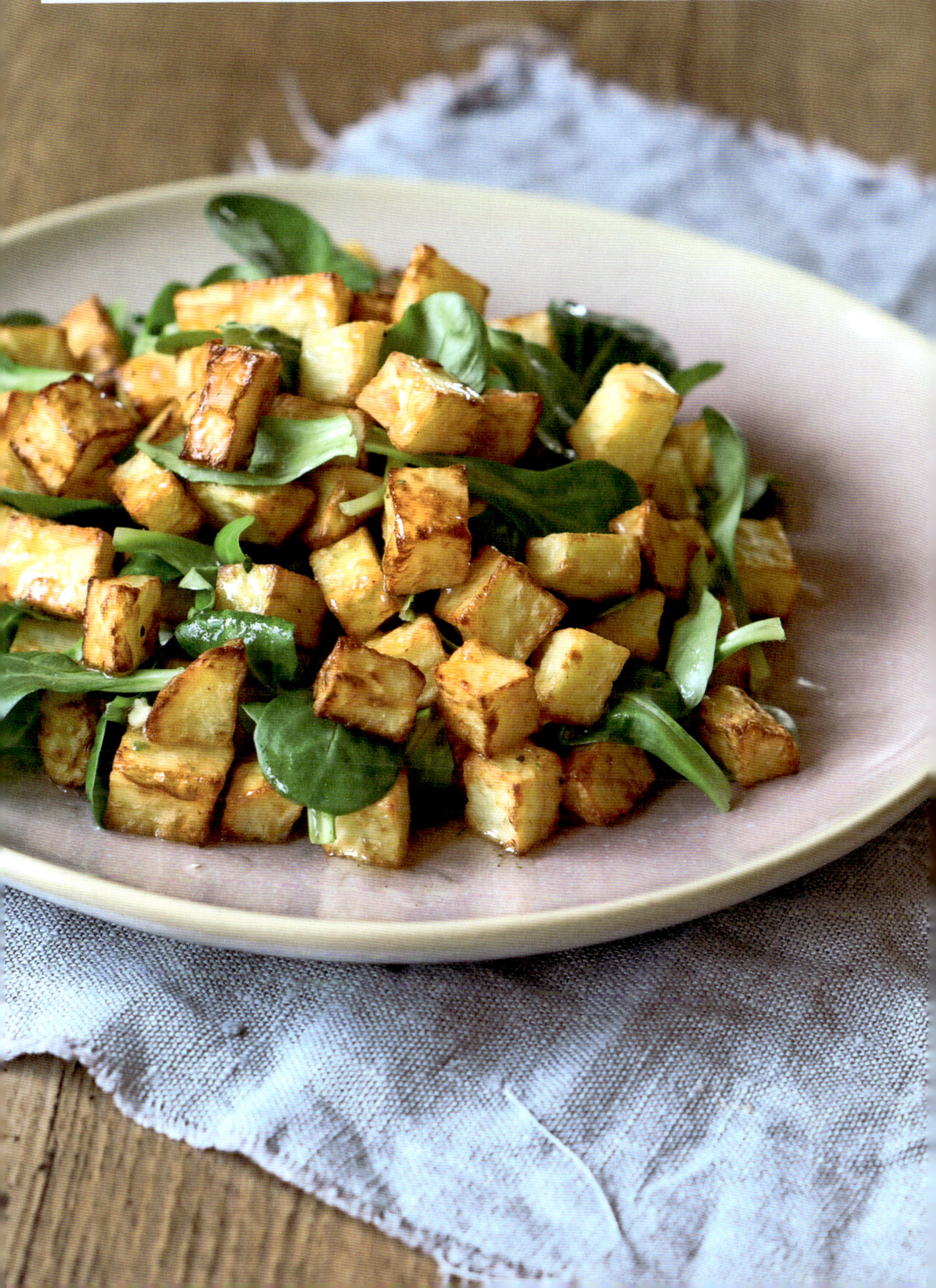

# Bunter Nudelsalat

Für 8 Portionen

**Zubereitungszeit: 30 Minuten**
**Kühlzeit: 2 bis 4 Stunden**

**Eine Portion enthält:**

| | |
|---|---|
| 501 kcal (2096 kJ) | 22 g Fett |
| 20 g Eiweiß | 56 g Kohlenhydrate |

## Zutaten

- 500 g Nudeln nach Wahl
- 2 EL Apfelessig
- 2 rote Paprika
- 1 Gurke
- 300 g Dosenmais
- 300 g junger Gouda am Stück

**Für das Dressing:**

- 150 g Joghurt
- 200 g Schmand
- 50 ml Milch
- 1 EL Apfelessig
- 2 EL Olivenöl
- 1 TL Gemüsebrühe (Rezept siehe Seite 48)
- 2 TL Paprikapulver, edelsüß
- Salz, weißer Pfeffer

## Zubereitung

1 Die Nudeln nach Packungsanleitung zubereiten, abgießen und sofort kalt abschrecken. Gut abtropfen lassen, in eine große Schüssel geben und mit zwei Esslöffeln Apfelessig mischen.

2 Die Paprika waschen, entkernen und in kleine Würfel schneiden, ebenso mit der Gurke verfahren. Beides zu den Nudeln geben. Den Mais abgießen und ebenfalls dazugeben. Den Käse würfeln und untermischen.

3 Für das Dressing alle Zutaten mit einem Schneebesen verquirlen. Nach Bedarf salzen und pfeffern. Das Dressing zum Salat geben und alles gut vermischen. Den Nudelsalat vor dem Servieren im Kühlschrank 2 bis 4 Stunden durchziehen lassen.

**TIPP**

Der Nudelsalat passt sehr gut zu Grillfleisch, ist aber auch eine gute Mahlzeit für unterwegs. Wenn Sie mögen, können Sie auch noch frische Kräuter zufügen. Glatte Petersilie oder Schnittlauch passen sehr gut.

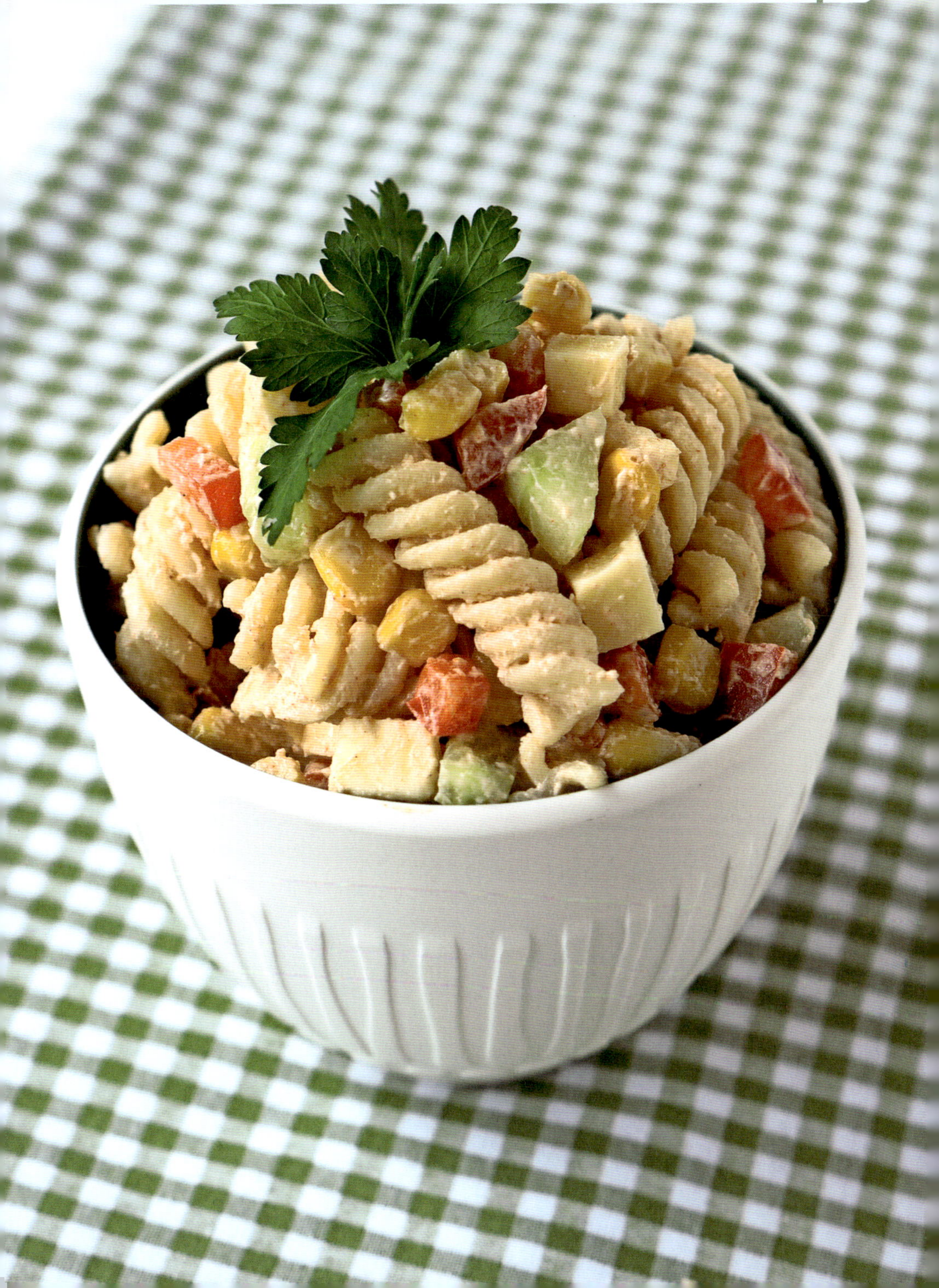

# Apfel-Möhren-Salat

Für 4 Beilagen-Portionen

**Zubereitungszeit: 20 Minuten**

**Eine Portion enthält:**

| | |
|---|---|
| 147 kcal (616 kJ) | 8 g Fett |
| 1 g Eiweiß | 18 g Kohlenhydrate |

## Zutaten

3 Möhren

2 Äpfel

**Für das Dressing:**

2 EL klarer Apfelsaft

1 TL Honig

2 Salz

3 EL Rapsöl

1 kleines Stück Ingwer

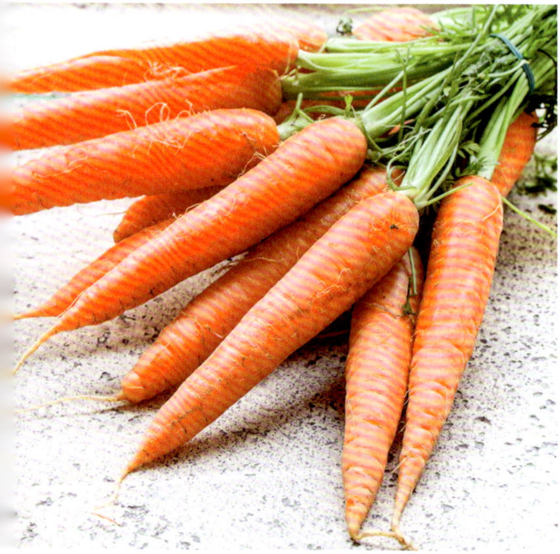

## Zubereitung

1 Die Möhren schälen und fein raspeln. Die Äpfel ebenfalls schälen, entkernen und raspeln. Beides in eine Schüssel geben und vermischen.

2 Für das Dressing den Apfelsaft mit Honig und zwei Prisen Salz verquirlen. Den Ingwer reiben und dazugeben. Zusammen mit dem Öl zu einer Emulsion verrühren und direkt über den Salat geben.

**TIPP**

Das Rezept sollte erst unmittelbar vor dem Verzehr zubereitet werden, da die Äpfel ansonsten braun und unansehnlich werden. Der Salat schmeckt sehr gut zu einer klassischen Brotzeit und ist auch sehr schnell zubereitet.

# SUPPEN

## Möhrensuppe mit Kokosmilch

Für 6 Portionen

**Zubereitungszeit: 20 Minuten**
**Garzeit: 18 Minuten**

**Eine Portion enthält:**

| | |
|---|---|
| 67 kcal (281 kJ) | 4 g Fett |
| 1 g Eiweiß | 7 g Kohlenhydrate |

### Zutaten

- 5 mittelgroße Möhren
- 2 EL Olivenöl
- 1 Dose Kokosmilch (400 g)
- 700 ml hefefreie Brühe (Rezept siehe Seite 48)
- frischer Thymian
- Salz, weißer Pfeffer

### Zubereitung

1 Die Möhren schälen und in dicke Scheiben schneiden. Das Olivenöl in einem Topf erhitzen und die Möhren kurz anschwitzen lassen. Mit der Brühe aufgießen, aufkochen lassen und etwa 15 Minuten köcheln lassen.

2 Die gekochten Möhren danach pürieren, die Kokosmilch dazugeben und alles gut verrühren. Nochmals 3 Minuten köcheln lassen und mit Salz, weißem Pfeffer und etwas frischem Thymian abschmecken.

**TIPP**

Da die Möhrensuppe vegan ist, können Sie diese auch gut wieder aufwärmen. Sollten Sie Kokosmilch nicht vertragen oder mögen, können Sie selbstverständlich auch Sahne verwenden. Dann ist die Suppe allerdings nicht mehr vegan und sollte deshalb auch nicht erneut erhitzt werden.

# Süßkartoffel-Kurkuma-Suppe

Für 6 Portionen

**Zubereitungszeit: 20 Minuten**
**Garzeit: 15 Minuten**

**Eine Portion enthält:**

| | |
|---|---|
| 217 kcal (912 kJ) | 10 g Fett |
| 3 g Eiweiß | 30 g Kohlenhydrate |

## Zutaten

- 2 mittelgroße Süßkartoffeln
- 2 EL Olivenöl
- Salz nach Bedarf
- 750 ml Gemüsebrühe (Rezept siehe Seite 48)
- 1 ½ TL Kurkumapulver
- 100 ml Sahne

## Zubereitung

1 Die Süßkartoffeln schälen und in grobe Stücke schneiden. Das Olivenöl in einem Topf erhitzen und die Süßkartoffelstücke 2 bis 3 Minuten unter Rühren anbraten lassen. Die Brühe angießen, das Kurkumapulver dazugeben und die Süßkartoffeln bei mittlerer Hitze für etwa 15 Minuten darin köcheln lassen.

2 Den Topf vom Herd ziehen und die Süßkartoffeln in der heißen Brühe pürieren. Die Sahne dazugeben und die Suppe noch einmal aufkochen. Sollte die Süßkartoffel-Suppe noch zu dickflüssig sein, geben Sie noch etwas heiße Brühe dazu.

3 Die Suppe mit Salz und eventuell noch etwas Kurkumapulver abschmecken.

**TIPP**

Kurkuma hilft beim Abbau von Histamin und ist daher gut bei Histamin-Intoleranz geeignet. Achten Sie beim Kauf des Pulvers darauf, dass keine weiteren Zusatzstoffe enthalten sind. Wenn Sie bei der Suppe auf die Sahne verzichten und dafür etwas mehr Brühe verwenden, können Sie die Suppe auch erneut erhitzen, da in dem Fall kein tierisches Eiweiß für die Zubereitung benutzt wird. Perfekt für ein schnelles Mittag- oder Abendessen.

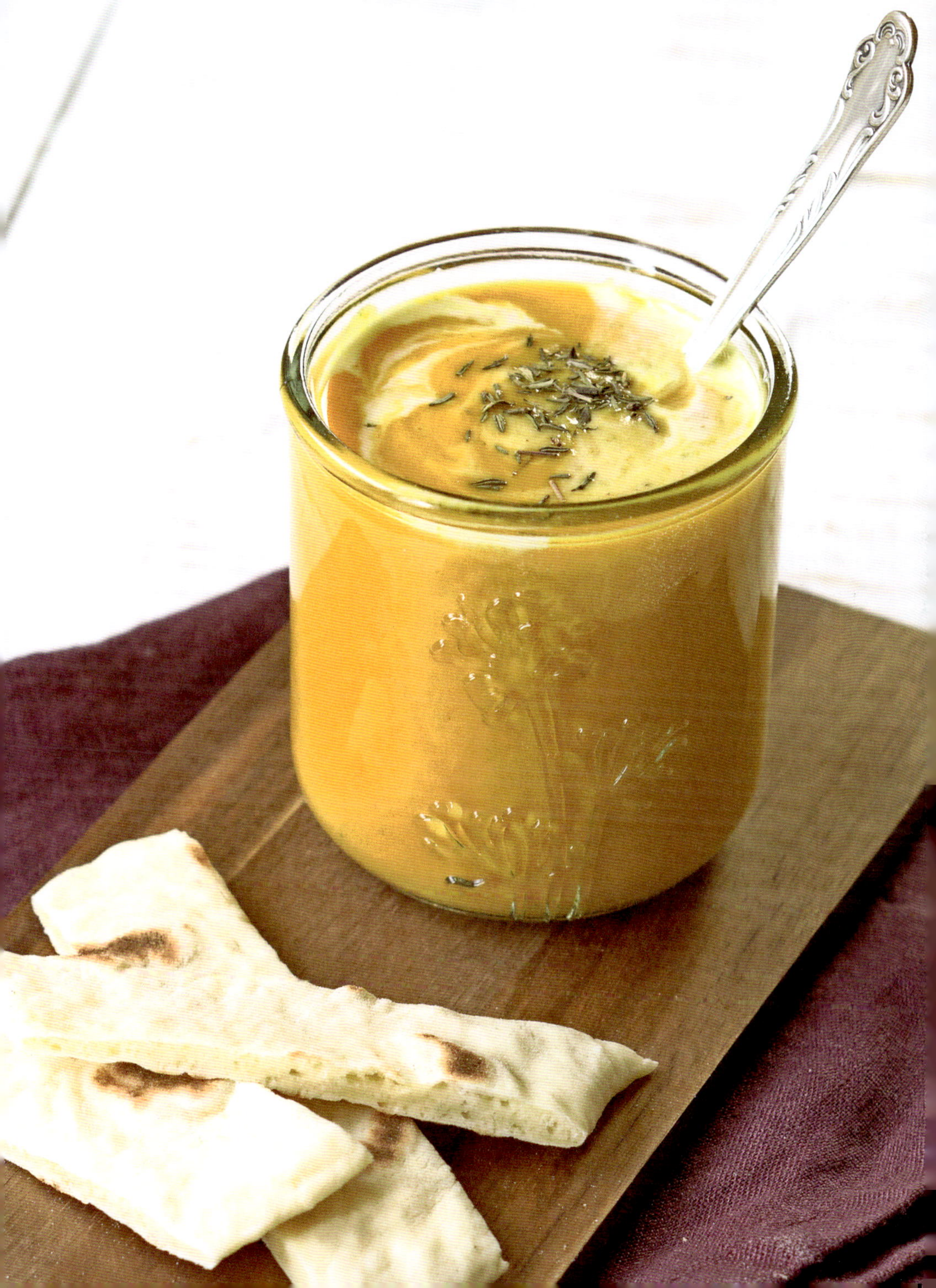

# Gulaschsuppe

Für 6 Portionen

**Zubereitungszeit: 30 Minuten**
**Garzeit: 120 Minuten**

**Eine Portion enthält:**

| | |
|---|---|
| 398 kcal (1672 kJ) | 18 g Fett |
| 36 g Eiweiß | 22 g Kohlenhydrate |

## Zutaten

- 1 weiße Zwiebel
- Rapsöl zum Anbraten
- 1 kg Rindergulasch
- 3 EL Paprikamark (Rezept siehe Seite 50)
- 1,5 Liter Gemüsebrühe (Rezept siehe Seite 48)
- 4 EL Paprikapulver, edelsüß
- 4 Karotten
- 2 Paprika
- 5 große Kartoffeln

## Zubereitung

1 Zwiebel in feine Streifen schneiden. In einem großen Topf oder Bräter etwas Öl erhitzen. Die Zwiebelstreifen anbraten, bis sie leicht braun sind. Das Gulasch dazugeben und etwa 5 Minuten scharf anbraten. Das Paprikamark dazugeben nochmals gut 3 Minuten anbraten lassen. Das Gulasch mit der Brühe ablöschen und das Paprikapulver dazugeben.

2 Die Gulaschsuppe etwa 90 Minuten mit geschlossenem Deckel auf mittlerer Temperatur schmoren lassen. In der Zwischenzeit die Karotten schälen und in Scheiben schneiden. Die Paprika in dünne Streifen schneiden, die Kartoffeln schälen und grob würfeln. Nach 90 Minuten das Gemüse in die Gulaschsuppe geben und noch mal 30 Minuten weiter köcheln lassen. Nach Ende der Garzeit mit Salz und Pfeffer abschmecken.

**TIPP**

Sollte Ihnen die Suppe zu dünn sein, können Sie diese mit etwas Kartoffelstärke binden. Dazu einfach einen Esslöffel Stärke mit etwas kaltem Wasser verrühren, in die heiße Suppe geben und unter Rühren nochmals aufkochen lassen, bis die Suppe gebunden ist.

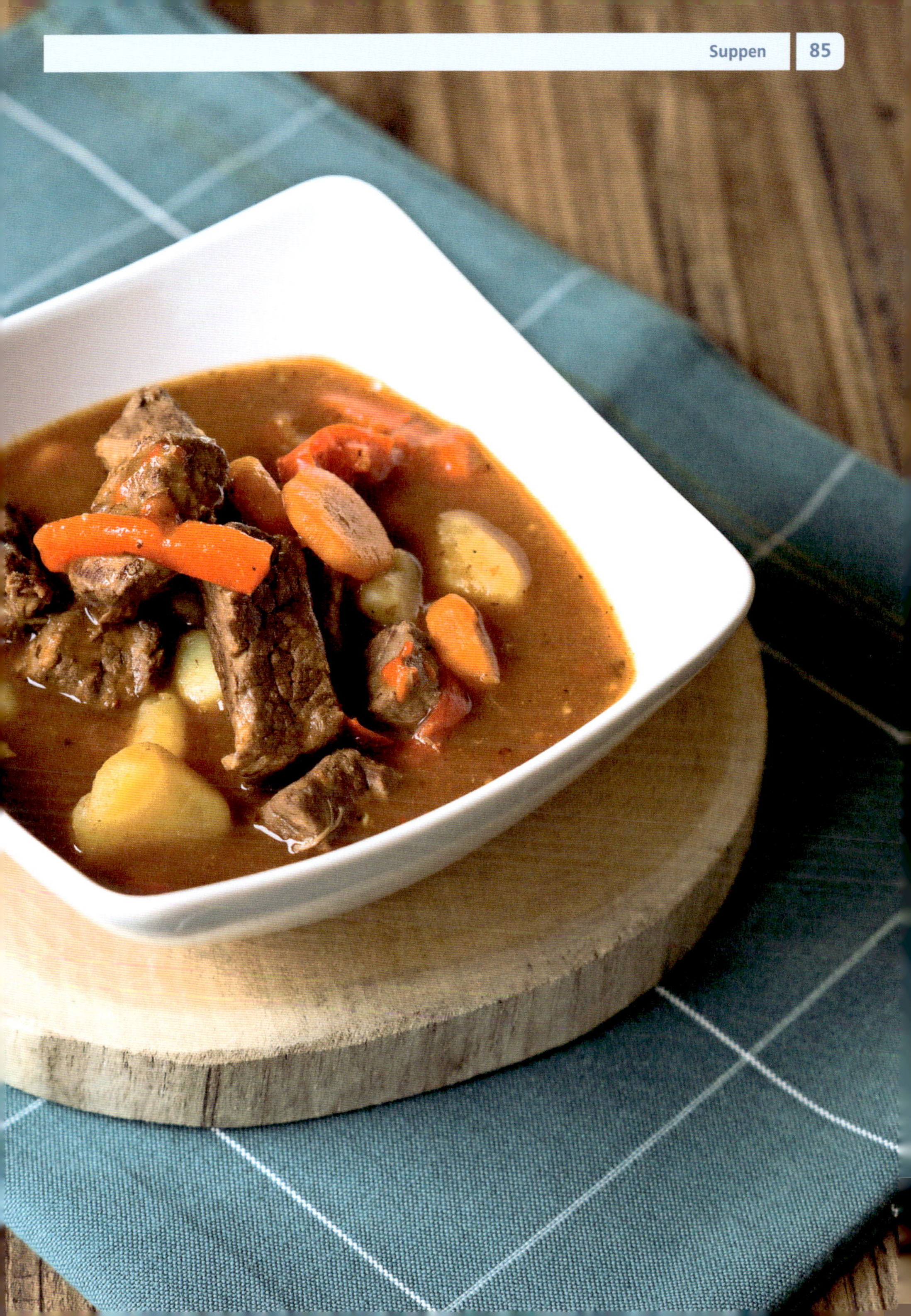

# Deftiger Gemüseeintopf

Für 4 Portionen

**Zubereitungszeit: 20 Minuten**
**Garzeit: 25 Minuten**

**Eine Portion enthält:**

| | |
|---|---|
| 182 kcal (765 kJ) | 3 g Fett |
| 5 g Eiweiß | 32 g Kohlenhydrate |

## Zutaten

- 3 Möhren
- 2 Pastinaken
- 3 Stangen Staudensellerie
- 4 große Kartoffeln
- 1 weiße Zwiebel
- 1 EL Rapsöl
- ½ EL Paprikamark (Rezept siehe Seite 50)
- 1 Liter Gemüsebrühe (Rezept siehe Seite 48)
- Salz
- glatte Petersilie

## Zubereitung

1 Die Möhren sowie die Pastinaken schälen und beides in dünne Scheiben schneiden. Den Staudensellerie ebenfalls in Scheiben schneiden. Die Kartoffeln von der Schale befreien und in gleichmäßige Würfel schneiden. Die Zwiebel ebenfalls schälen und fein würfeln.

2 Etwas Rapsöl in einem Topf erhitzen und die Zwiebel darin anschwitzen, bis sie leicht braun wird. Das Paprikamark kurz mit anrösten und das Gemüse dazugeben. Alles einmal kurz mit dem Paprikamark verrühren und dann mit der Gemüsebrühe aufgießen. Das Gemüse bei mittlerer Hitze und geschlossenem Deckel etwa 25 Minuten leicht köcheln, bis das Gemüse gar, aber noch bissfest ist.

3 Den Gemüseeintopf mit Salz abschmecken und vor dem Servieren mit etwas gehackter glatter Petersilie bestreuen.

**TIPP**

Das Verhältnis der Gemüsesorten im Gemüseeintopf können Sie selbst bestimmen. Sollten Sie keinen Staudensellerie mögen, verwenden Sie zum Beispiel einfach mehr Möhren.

# Cremige Blumenkohl-Kartoffel-Suppe

Für 6 Portionen

**Zubereitungszeit: 20 Minuten**
**Garzeit: 15 Minuten**

**Eine Portion enthält:**

| | |
|---|---|
| 188 kcal (784 kJ) | 13 g Fett |
| 6 g Eiweiß | 12 g Kohlenhydrate |

## Zutaten

1 Blumenkohl
3 mittelgroße Kartoffeln
Olivenöl zum Anbraten
1 TL Zucker
Salz, weißer Pfeffer
1 Liter Gemüsebrühe (Rezept siehe Seite 48)
200 ml Sahne

## Zubereitung

1 Die Blumenkohlröschen vom Strunk trennen und in kleine Stücke schneiden, ebenso mit den geschälten Kartoffeln verfahren. Etwas Olivenöl in einem großen Topf erhitzen und Blumenkohl sowie Kartoffeln unter Rühren anbraten. Einen Teelöffel Zucker darüberstreuen und etwas karamellisieren lassen. Salzen, pfeffern und die Brühe aufgießen. Die Suppe mit geschlossenem Deckel etwa 15 Minuten köcheln lassen.

2 Den Topf vom Herd ziehen, die Suppe mit einem Pürierstab fein pürieren und die Sahne unterrühren. Noch einmal auf der heißen Herdplatte aufkochen lassen.

**TIPP**

Sie können die Suppe auch einfach mit Brokkoli zubereiten, wenn Sie etwas Abwechslung auf den Speiseplan bringen wollen.

# VEGETARISCHES

## Mangold-Flammkuchen

Für 2 Portionen

**Zubereitungszeit: 20 Minuten**
**Backzeit: 20 Minuten**

**Eine Portion enthält:**

| | |
|---|---|
| 805 kcal (3369 kJ) | 46 g Fett |
| 20 g Eiweiß | 78 g Kohlenhydrate |

### Zutaten

- 1 Flammkuchenteig (siehe Seite 39)
- 150 g Crème fraîche
- 1 kleiner Mangold
- Rapsöl zum Anbraten
- 60 g junger Gouda
- Salz

### Zubereitung

1 Den Flammkuchenteig wie beschrieben zubereiten und ausrollen. Auf jedem Flammkuchen einen Esslöffel Crème fraîche verteilen.

2 Mangold waschen, den Strunk herausschneiden und die Blätter in Streifen schneiden. Etwas Rapsöl in einer Pfanne erhitzen und Mangold darin 2 Minuten anschwitzen lassen und leicht salzen. Etwas abgetropft auf dem Flammkuchen verteilen und mit geriebenem Gouda bestreuen.

3 Den Mangold-Flammkuchen dann für etwa 20 Minuten bei 210 °C (Ober-/Unterhitze) in den vorgeheizten Backofen geben.

**TIPP**

Mangold ist der histaminarme Spinat-Ersatz. Verwenden Sie je nach Wunsch weißen oder roten Mangold, beide Sorten sind gut verträglich.

# Zucchini-Flammkuchen

Für 2 Portionen

**Zubereitungszeit: 15 Minuten**
**Backzeit: 20 Minuten**

**Eine Portion enthält:**

| | |
|---|---|
| 679 kcal (2842 kJ) | 30 g Fett |
| 25 g Eiweiß | 77 g Kohlenhydrate |

## Zutaten

- 1 Flammkuchenteig (siehe Seite 39)
- 100 g Ricotta
- 1 große Zucchini
- frischer Thymian
- Salz
- 80 g junger Gouda

## Zubereitung

1 Den Flammkuchenteig wie angegeben zubereiten und ausrollen. Den Ricotta auf dem Teig verteilen. Die Zucchini in dünne Scheibe schneiden und fächerartig auf den Ricotta schichten. Die Thymianblättchen abzupfen und auf den Zucchinischeiben verteilen. Zuletzt salzen und den jungen Gouda darüberreiben.

2 Den Zucchini-Flammkuchen im vorgeheizten Backofen bei 210 °C (Ober-/Unterhitze) 20 Minuten backen.

**TIPP**

Der Flammkuchen schmeckt warm, aber auch kalt hervorragend. Sie können ihn daher auch gut kalt im Büro oder unterwegs essen.

# Spargel-Flammkuchen

Für 2 Portionen

**Zubereitungszeit: 20 Minuten**
**Backzeit: 20 Minuten**

**Eine Portion enthält:**

| | |
|---|---|
| 809 kcal (3386 kJ) | 46 g Fett |
| 17 g Eiweiß | 80 g Kohlenhydrate |

## Zutaten

- 1 Flammkuchenteig (siehe Seite 39)
- 1 Becher Schmand
- 500 g grüner Spargel
- Olivenöl
- Meersalzflocken

## Zubereitung

1 Zunächst den Flammkuchenteig zubereiten und zu zwei Fladen ausrollen. Den Schmand auf dem Teig verteilen.

2 Den Spargel am unteren Ende schälen, die Stangen längs halbieren und in 3 Zentimeter lange Stücke schneiden. Den Spargel auf den Flammkuchen verteilen. Etwas Olivenöl darüber träufeln und im vorgeheizten Backofen bei 200 °C (Ober-/Unterhitze) 20 Minuten backen.

3 Nach dem Backen mit Meersalzflocken bestreuen und genießen.

**TIPP**

Sie können die Flammkuchen natürlich auch mit weißem Spargel zubereiten. Diesen sollten Sie dann aber komplett schälen.

# Kürbis-Ziegenkäse-Quiche mit Pesto

Für 6 Mini-Quiche

**Zubereitungszeit: 20 Minuten**
**Ruhezeit: 30 Minuten**
**Backzeit: 40 Minuten**

**Eine Portion enthält:**

| | |
|---|---|
| 551 kcal (2306 kJ) | 41 g Fett |
| 14 g Eiweiß | 32 g Kohlenhydrate |

## Zutaten

1 Mürbeteig-Rezept, herzhaft (siehe Seite 38)
300 g TK-Kürbis
2 Eier
150 ml Sahne
150 g Ziegenfrischkäse
Salz

**Für das Pesto:**

50 ml Olivenöl
50 g Kürbiskerne

## Zubereitung

1 TK-Kürbis auftauen lassen. Den herzhaften Mürbeteig zubereiten. Während der Ruhezeit sechs kleine Quiche-Formen ausbuttern und bemehlen. Den Mürbeteig in die Formen drücken und einen Rand hochziehen.

2 Den Kürbis auf dem Mürbeteig verteilen. Die Eier mit Sahne und Ziegenfrischkäse verquirlen. Den Guss salzen und über dem Kürbis verteilen. Die Quiche im vorgeheizten Backofen bei 180 °C (Ober-/Unterhitze) 40 Minuten backen.

3 Währenddessen das Pesto zubereiten. Dafür die Kürbiskerne grob hacken und ein einer Pfanne ohne Öl etwa 5 Minuten rösten. Etwas abkühlen lassen und mit dem Olivenöl grob pürieren. Das Pesto vor dem Servieren auf den Mini-Quiches verteilen.

**TIPP**

Sollten Sie keine kleinen Formen haben, können Sie natürlich auch den gesamten Teig in eine große Quicheform geben. Falls Sie keinen Ziegenkäse vertragen, können Sie diesen leicht durch Schmand ersetzen. Die Mini-Quiches schmecken übrigens auch kalt sehr lecker.

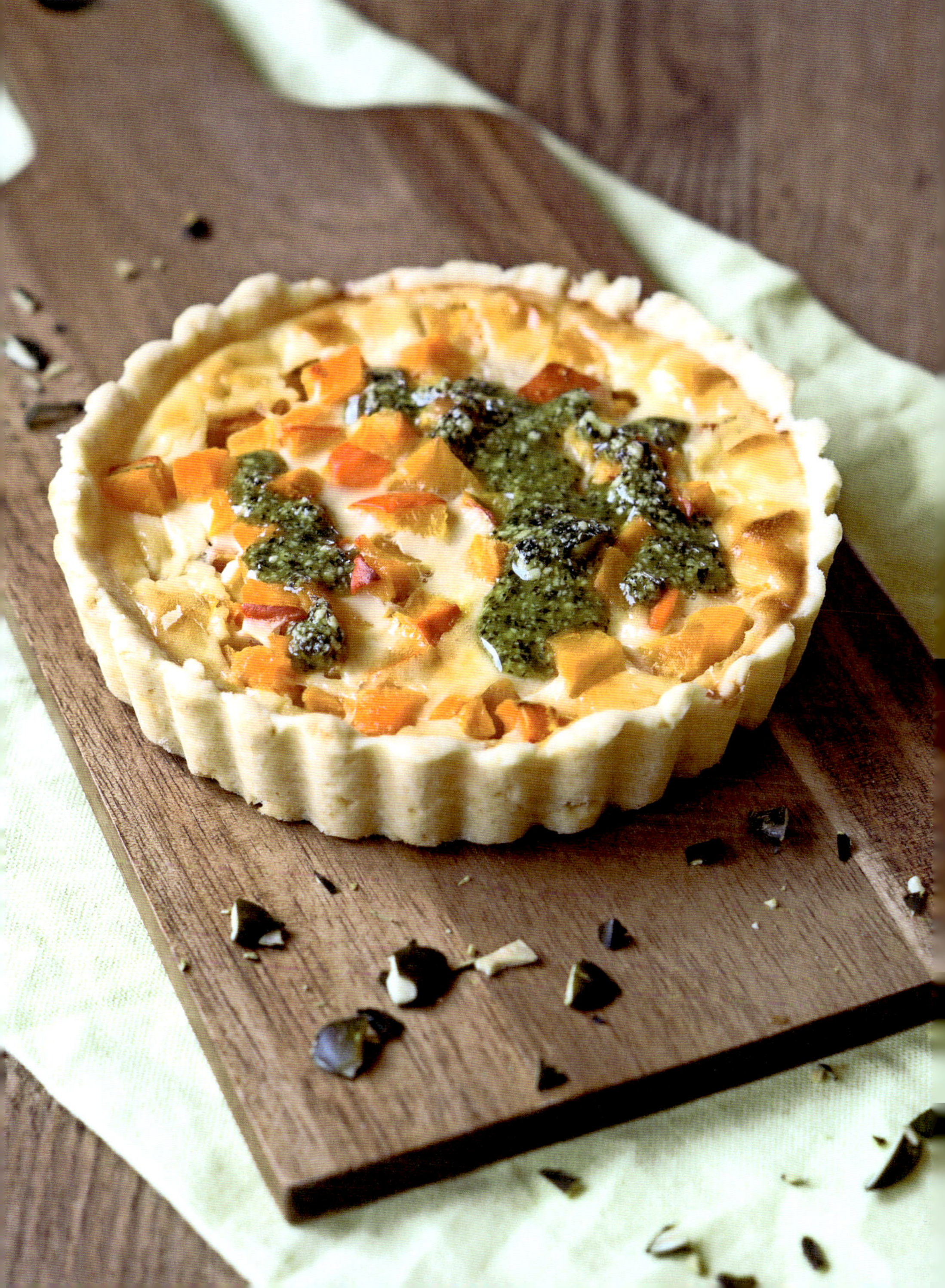

# Möhren-Zucchini-Quiche

Für 4 Portionen

**Zubereitungszeit: 20 Minuten**
**Backzeit: 35 Minuten**

**Eine Portion enthält:**

| | |
|---|---|
| 681 kcal (2848 kJ) | 47 g Fett |
| 16 g Eiweiß | 50 g Kohlenhydrate |

## Zutaten

- 1 Mürbeteig-Rezept, herzhaft (siehe Seite 38)
- 1 große Zucchini
- 2–3 Möhren
- Salz
- 175g Frischkäse
- 1 Ei
- 100 g Schmand

## Zubereitung

1 Herzhaften Mürbeteig zubereiten. Während der Ruhezeit des Teigs eine Quicheform ausbuttern. Den Teig dann mit den Händen in die Quicheform drücken und einen 1 Zentimeter hohen Rand formen.

2 Zucchini und Möhren mit einem Sparschäler in lange, dünne Streifen hobeln. Das Gemüse lose auf dem Teig verteilen und gut salzen.

3 Für den Guss Frischkäse, Ei und Schmand mit einem Schneebesen gut vermengen, über das Gemüse gießen. Quiche im vorgeheizten Backofen bei 200 °C (Ober-/Unterhitze) etwa 35 Minuten backen, bis die Oberfläche leicht gebräunt ist.

**TIPP**

Diese Möhren-Zucchini-Quiche können Sie als Hauptmahlzeit kalt oder warm essen oder in kleinere Stücke geschnitten als Fingerfood auf einer Party anbieten.

# Spitzkohl-Quiche

Für 4 Portionen

**Zubereitungszeit: 25 Minuten**
**Backzeit: 35–40 Minuten**

**Eine Portion enthält:**

| | |
|---|---|
| 752 kcal (3147 kJ) | 52 g Fett |
| 22 g Eiweiß | 50 g Kohlenhydrate |

## Zutaten

1 Mürbeteig-Rezept, herzhaft (siehe Seite 38)

1 Spitzkohl (ca. 350 g)

etwas Rapsöl

200 ml Sahne

100 ml Milch

3 Eier

Salz

½ TL Kurkumapulver

60 g junger Gouda

## Zubereitung

1 Herzhaften Mürbeteig zubereiten. Während der Ruhezeit des Teigs eine Quicheform ausbuttern. Den Teig dann mit den Händen in die Quicheform drücken und einen 1 Zentimeter hohen Rand formen.

2 Für die Füllung den Strunk des Spitzkohls entfernen und den Kohl in feine Streifen schneiden. Die Streifen in etwas Rapsöl bei mittlerer Hitze etwa fünf Minuten dünsten, bis er zusammenfällt. Den gedünsteten Spitzkohl auf dem Mürbeteig verteilen.

3 Aus Sahne, Milch, Eiern, Salz und Kurkumapulver einen Guss rühren. Diesen gleichmäßig über dem Spitzkohl verteilen. Den Gouda darüberreiben und die Spitzkohl-Quiche bei 200 °C (Ober-/Unterhitze) im vorgeheizten Backofen 35 bis 40 Minuten backen.

**TIPP**

Die Quiche schmeckt auch sehr gut, wenn Sie den Spitzkohl mit Pak Choi oder Wirsing ersetzen. Lässt sich sowohl warm als auch kalt genießen.

## Apfel-Zwiebel-Pizzafladen

Für 4 Portionen

**Zubereitungszeit: 25 Minuten**
**Gehzeit: 60 Minuten**
**Backzeit: 15 Minuten**

**Eine Portion enthält:**

| | |
|---|---|
| 711 kcal (2980 kJ) | 39 g Fett |
| 20 g Eiweiß | 70 g Kohlenhydrate |

### Zutaten

- 300 g Mehl
- 15 g frische Hefe
- 2 EL Olivenöl
- 1 TL Salz
- 1 TL Zucker
- 150 ml Wasser (lauwarm)

**Für den Belag:**

- 2 weiße Zwiebeln
- 2 Äpfel
- 1 TL Rosmarin (getrocknet)
- 1 TL Salz
- 300 g Schmand
- 3 EL Olivenöl
- 150 g Ziegenkäse

### Zubereitung

1 Das Mehl in eine große Schüssel geben. In einem hohen Gefäß die frische Hefe zusammen mit Olivenöl, Salz und Zucker in dem lauwarmen Wasser auflösen. Die Mischung zum Mehl geben und alles mit den Knethaken des Handmixers vermischen, bis ein glatter Teig entsteht. Noch mal mit den Händen nachkneten und abgedeckt an einem warmen Ort 60 Minuten gehen lassen.

2 Währenddessen für den Belag die Zwiebeln schälen und in grobe Ringe schneiden. Die Äpfel schälen, entkernen und in dünne Scheiben schneiden. In einem Mörser den getrockneten Rosmarin zusammen mit dem Salz fein mörsern und unter den Schmand heben.

3 Nach der Gehzeit den Pizzateig in vier gleichgroße Teile teilen. Jeden Teil einzeln auf etwas Mehl ausrollen. Etwa anderthalb Esslöffel des Rosmarin-Schmands auf jeden Pizzafladen geben.

4 In einer Pfanne das Olivenöl erhitzen, die Zwiebelringe so lange anbraten, bis sie sehr weich geworden sind. Dann die Apfelscheiben dazugeben und kurz mit anbraten. Apfelscheiben und Zwiebelringe auf den Pizzafladen verteilen. Den Ziegenkäse in Scheiben schneiden und auf die Pizzafladen legen.

5 Die belegten Fladen bei 225 °C (Ober-/Unterhitze) im vorgeheizten Backofen etwa 15 Minuten backen.

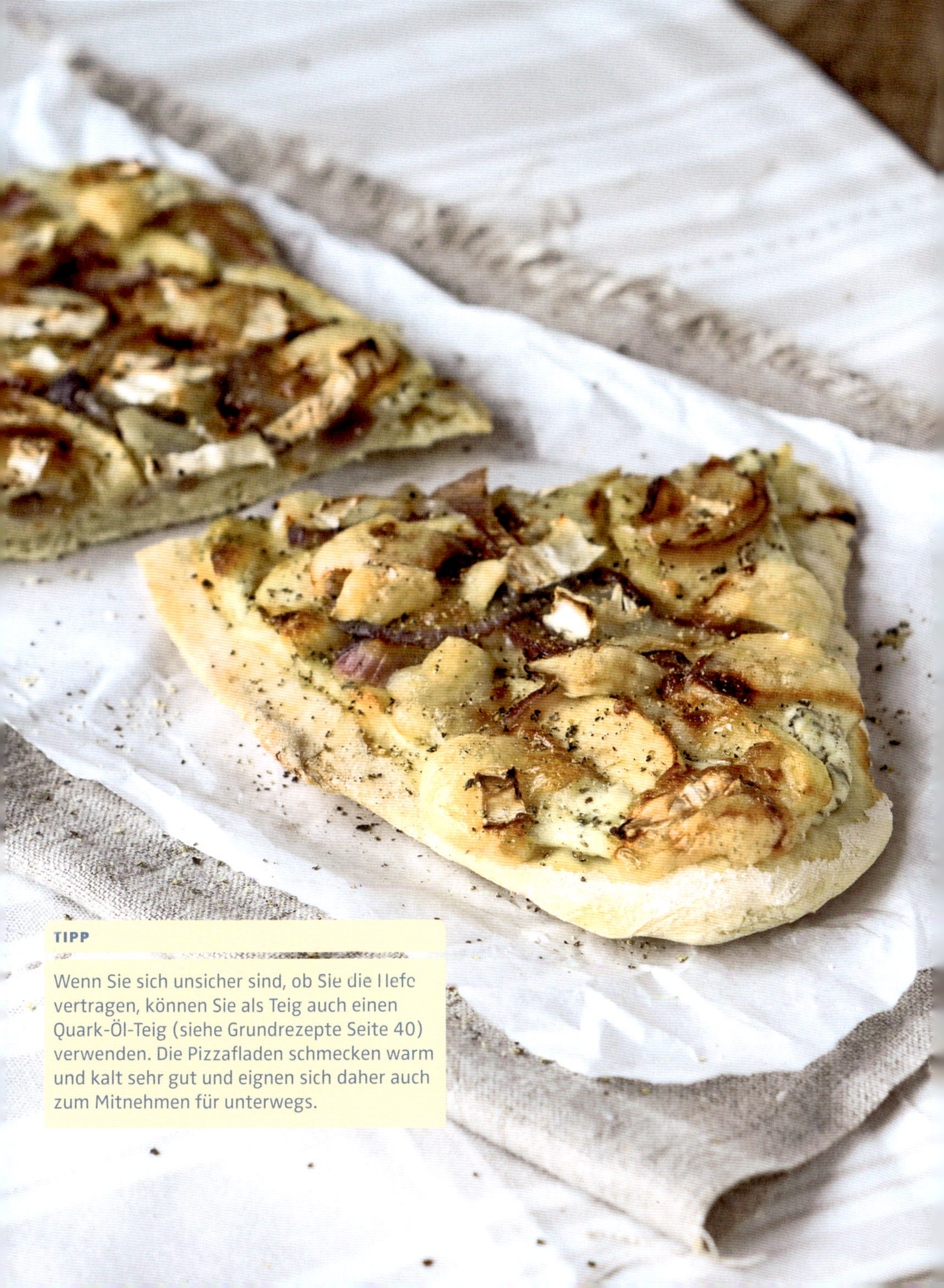

**TIPP**

Wenn Sie sich unsicher sind, ob Sie die Hefe vertragen, können Sie als Teig auch einen Quark-Öl-Teig (siehe Grundrezepte Seite 40) verwenden. Die Pizzafladen schmecken warm und kalt sehr gut und eignen sich daher auch zum Mitnehmen für unterwegs.

# Gefüllte Süßkartoffel aus dem Ofen

Für 2 Portionen

**Zubereitungszeit: 15 Minuten**
**Backzeit: 60 Minuten**

**Eine Portion enthält:**

| | |
|---|---|
| 866 kcal (3632 kJ) | 27 g Fett |
| 21 g Eiweiß | 131 g Kohlenhydrate |

## Zutaten

- 3 Süßkartoffeln (je ca. 350 g)
- Olivenöl
- Salz, weißer Pfeffer
- 3 Pak Choi
- 1 TL Zimt
- 1 EL Schmand
- 1 Kugel Mozzarella

## Zubereitung

1 Die Süßkartoffeln jeweils abbürsten und halbieren. Von allen Seiten mit Olivenöl einpinseln und auf ein mit Backpapier ausgelegtes Backblech legen. Die Süßkartoffeln im vorgeheizten Backofen bei 200 °C (Ober-/Unterhitze) für 45 Minuten backen.

2 Währenddessen den Pak Choi vom Strunk befreien und in Streifen schneiden. Etwas Olivenöl in eine Pfanne geben und den Pak Choi etwa 3 bis 4 Minuten anbraten. Salzen, pfeffern und mit etwas Zimt bestreuen. Die Pfanne dann beiseitestellen.

3 Sind die Süßkartoffeln gar, diese mit einem Löffel aushöhlen. Dabei einen Rand von etwa 1 Zentimeter stehen lassen. Das Innere der Süßkartoffel grob stampfen und mit dem Pak Choi sowie einem Esslöffel Schmand mischen. Diese Mischung wieder in die Süßkartoffeln füllen und mit Mozzarella-Scheiben belegen. Die Süßkartoffeln bei gleicher Hitze noch mal 15 Minuten im Ofen überbacken.

**TIPP**

Die Kartoffeln können Sie im Sommer auch prima auf dem Grill zubereiten. Probieren Sie auch mal Mangold statt Pak Choi für die Füllung zu verwenden. Und selbstverständlich können Sie alternativ auch jungen Gouda statt Mozzarella zum Überbacken nehmen.

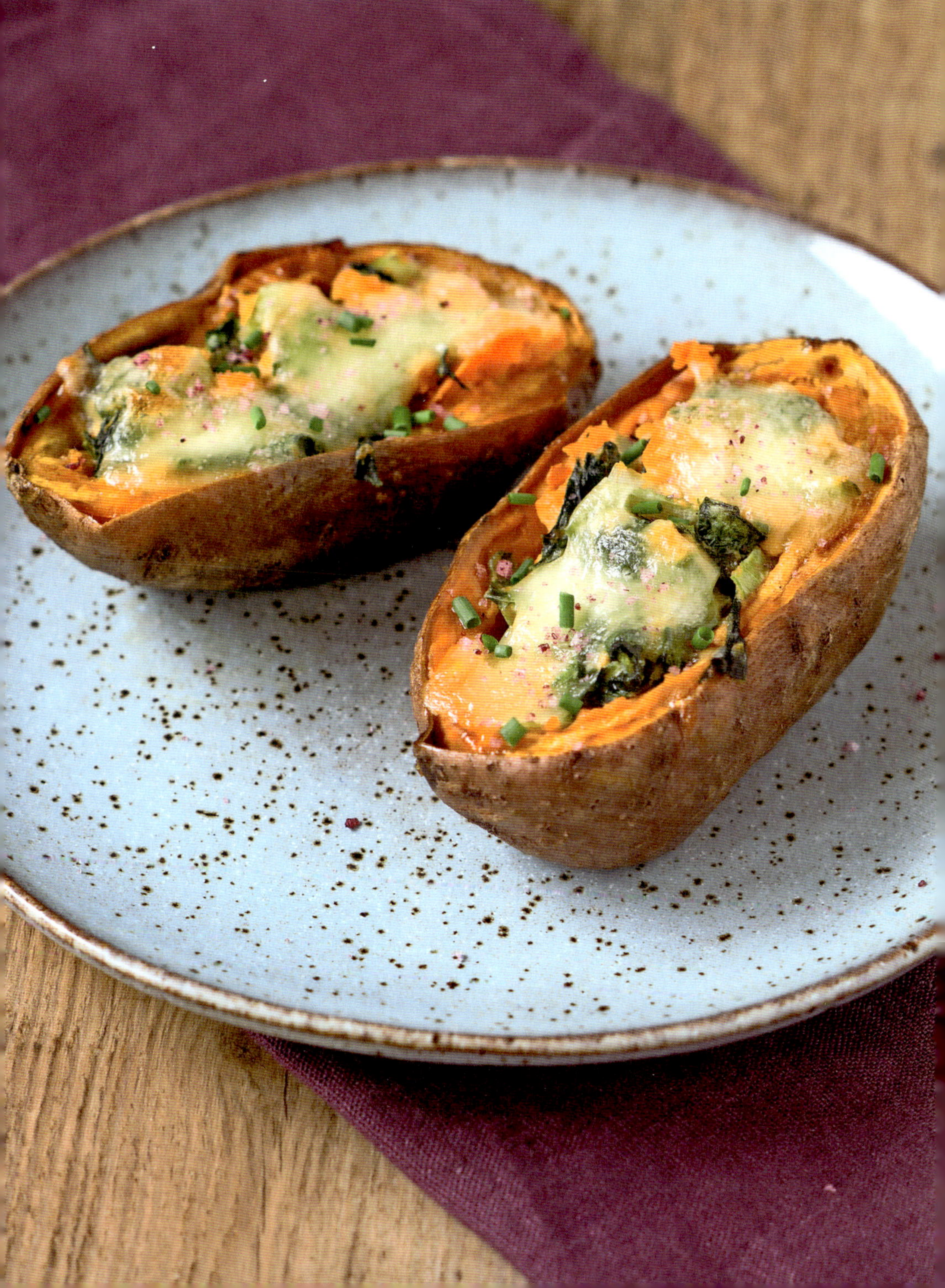

# Gefüllte Paprika mit Couscous

Für 2 Portionen

**Zubereitungszeit: 30 Minuten**
**Backzeit: 25 Minuten**

**Eine Portion enthält:**

| | |
|---|---|
| 786 kcal (3288 kJ) | 40 g Fett |
| 27 g Eiweiß | 80 g Kohlenhydrate |

## Zutaten

- 4 kleine Paprika
- 400 ml Gemüsebrühe
- 150 g Instant-Couscous
- 1–2 Möhren
- 3 EL Olivenöl
- 150 g Feta
- ½ EL Paprikamark (Rezept siehe Seite 50)
- Salz

## Zubereitung

1 Deckel sowie einen kleinen Teil des Bodens jeder Paprika abschneiden, sodass sie nicht umfallen. Paprika entkernen und in eine Auflaufform setzen.

2 Für die Füllung 200 ml der Brühe aufkochen, den Topf vom Herd ziehen und den Couscous in die heiße Brühe geben. Gut 5 Minuten ziehen lassen.

3 Währenddessen die Reste der Paprika sowie die Möhren in kleine Würfel schneiden. Etwas Olivenöl in einer Pfanne erhitzen und die Gemüse-Würfel einige Minuten darin anbraten. Diese danach zusammen mit 100 g zerbröckeltem Feta zum Couscous geben. Das Paprikamark ebenfalls unter den Couscous rühren und alles mit Salz abschmecken.

4 Die Masse in die Paprikahälften füllen und die restliche Brühe (300 ml) in die Auflaufform gießen. Die gefüllte Paprika dann bei 200 °C (Ober-/Unterhitze) etwa 25 Minuten im vorgeheizten Backofen garen.

**TIPP**

Den Feta können Sie auch weglassen, er ist nicht für jeden verträglich. Sollten Sie Reste der Füllung übrig haben, können Sie diese auch sehr gut kalt als Couscous-Salat essen.

# Spitzkohl-Kartoffel-Strudel

Für 4 Portionen

**Zubereitungszeit: 30 Minuten**
**Backzeit: 30 Minuten**

**Eine Portion enthält:**

| | |
|---|---|
| 225 kcal (942 kJ) | 10 g Fett |
| 6 g Eiweiß | 27 g Kohlenhydrate |

## Zutaten

- 3 Kartoffeln
- ½ Spitzkohl
- Rapsöl zum Anbraten
- Salz
- 8 Blätter Filoteig (aus dem Kühlregal)
- 3 EL Butter
- 1 EL Paniermehl

## Zubereitung

1 Kartoffeln schälen und in kleine Würfel schneiden. Den Spitzkohl vom Strunk entfernen, die Blätter in feine Streifen schneiden und waschen. Etwas Öl in einer Pfanne erhitzen und die Kartoffeln etwa 3 Minuten unter Rühren anbraten. Den Spitzkohl dazugeben und 5 Minuten weitergaren, bis der Spitzkohl etwas zusammengefallen ist. Mit Salz gut abschmecken.

2 Ein Küchentuch auf die Arbeitsfläche legen und vier Blätter des Filoteigs so darauf ausbreiten, dass sie sich an den Rändern überlappen und eine große Fläche bilden. Die Butter schmelzen und ein Drittel davon auf dem Filoteig verstreichen. Weitere vier Blätter Filoteig darauf legen und mit weiterem Drittel der geschmolzenen Butter bestreichen. Das Paniermehl gleichmäßig darüberstreuen.

3 Kartoffeln und Spitzkohl mittig auf dem Teig verteilen und den Filoteig mithilfe des Küchentuchs zu einem Strudel aufrollen. Die restliche Butter auf dem Strudel verstreichen und bei 180 °C (Ober-/Unterhitze) 30 Minuten im vorgeheizten Backofen backen.

**TIPP**

Sie können den Strudel auch sehr gut mit Wirsing statt Spitzkohl zubereiten. Als Dip passt das Aprikosen-Ingwer-Chutney (siehe Seite 122) sehr gut dazu.

# PASTA

## Paprika-Bolognese

Für 3 Portionen

**Zubereitungszeit: 10 Minuten**
**Garzeit: 15 Minuten**

**Eine Portion enthält:**

| | |
|---|---|
| 356 kcal (1493 kJ) | 23 g Fett |
| 29 g Eiweiß | 10 g Kohlenhydrate |

### Zutaten

1 weiße Zwiebel
2 mittelgroße Möhren
1 EL Olivenöl
400 g Rinderhackfleisch
200 g Paprikamark (Rezept siehe Seite 50)
150 ml Gemüsebrühe (Rezept siehe Seite 48)
etwas frischer Rosmarin
Salz

### Zubereitung

1 Zwiebel in feine Würfel schneiden, die Möhre ebenfalls in sehr kleine Würfel schneiden. Das Olivenöl in einer Pfanne heiß werden lassen. Die Zwiebel glasig dünsten. Danach das Hackfleisch dazugeben und etwa 3 Minuten krümelig anbraten. Anschließend die Möhrenwürfel dazugeben und zusammen mit dem Hack weitere 5 Minuten bei hoher Hitze braten.

2 Paprikamark und Gemüsebrühe dazugeben, und die Bolognese 5 Minuten köcheln lassen. Mit etwas gehacktem, frischen Rosmarin und Salz würzen.

3 Mit gekochten Nudeln mischen und servieren.

**TIPP**

Sie können für die Paprika-Bolognese auch gekauftes Paprikamark verwenden, soweit dieses nur aus Paprika und Salz besteht. Gekauftes Mark ist jedoch oft intensiver, daher sollten Sie das Mengenverhältnis zwischen Gemüsebrühe und Paprikamark zugunsten der Gemüsebrühe verändern.

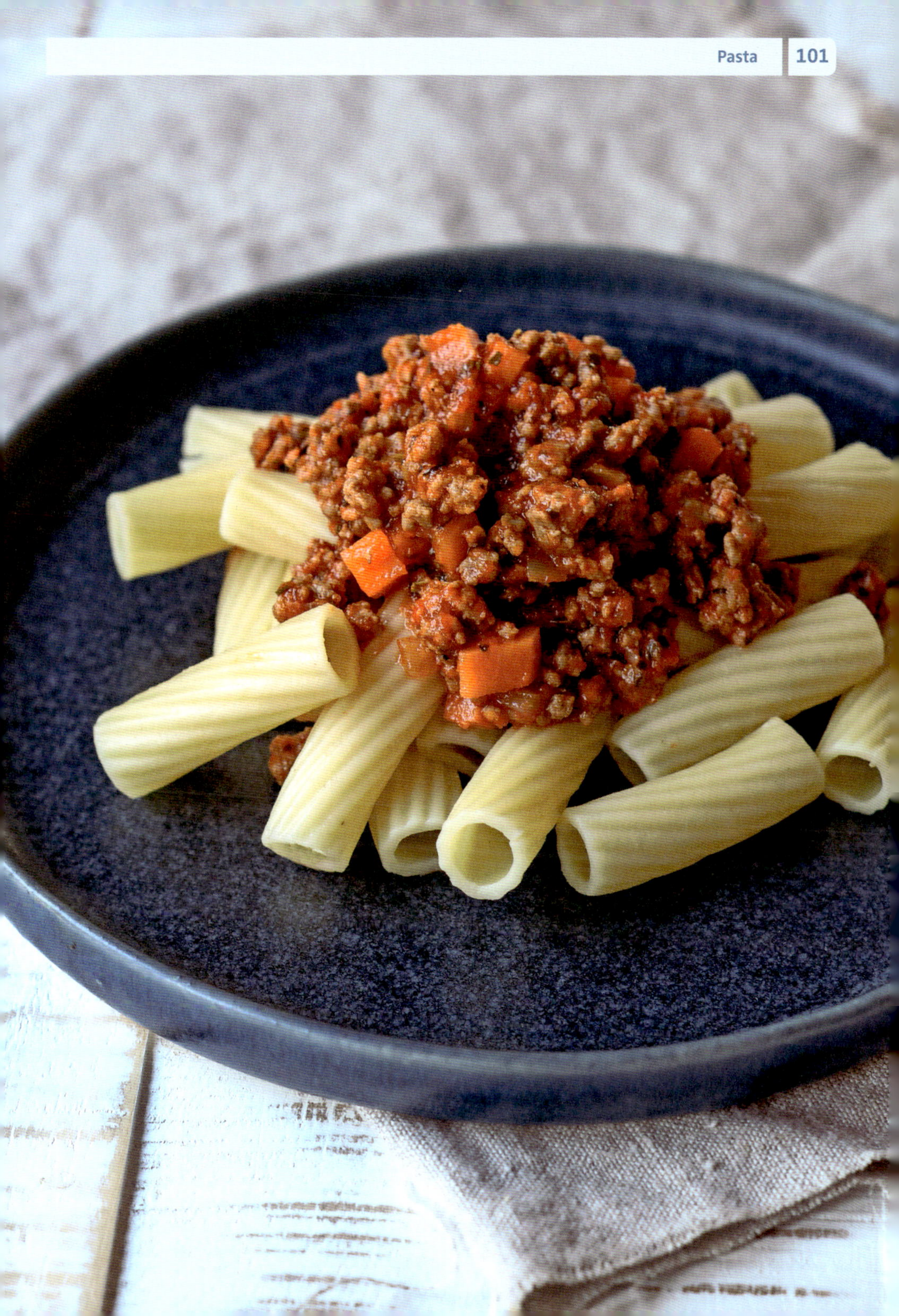

# Kürbis-Ravioli in Salbei-Butter

Für 2 Portionen

**Zubereitungszeit: 45 Minuten**
**Garzeit: 4 Minuten**

**Eine Portion enthält:**

| | |
|---|---|
| 508 kcal (2126 kJ) | 23 g Fett |
| 19 g Eiweiß | 55 g Kohlenhydrate |

## Zutaten

- 1 EL Olivenöl
- 150 g TK-Kürbis
- 4 EL Wasser
- 80 g Ziegenkäse
- ½ TL Salz
- Pasta-Teig (siehe Rezept Seite 51)
- 1 EL Butter
- 6–8 Stiele Salbei

## Zubereitung

1 Einen Esslöffel Olivenöl in einer Pfanne erhitzen, den Kürbis tiefgekühlt dazugeben und leicht andünsten. Anschließend das Wasser über den Kürbis gießen und unter Rühren etwa 5 Minuten weiterdünsten. Das Kürbisfleisch etwas abkühlen lassen und mit dem Ziegenkäse sowie einem halben Teelöffel Salz pürieren.

2 Den Pasta-Teig ausrollen und 20 Kreise mit einem Durchmesser von 8 Zentimetern ausstechen. Auf zehn Kreise jeweils einen Teelöffel der Kürbisfüllung geben. Die Ränder mit etwas Wasser einstreichen, einen weiteren Kreis daraufgeben und rundherum mit den Händen gut festdrücken.

3 Einen Topf mit Wasser aufsetzen und die Kürbis-Ravioli etwa 3 bis 4 Minuten in leicht sprudelndem Wasser garen. Währenddessen einen Esslöffel Butter in einer Pfanne zerlassen, den Salbei grob zerteilen und zur Butter geben. Die Kürbis-Ravioli aus dem Wasser schöpfen und wenige Minuten in der Salbei-Butter schwenken.

**TIPP**

Sie können die Ravioli statt mit Kürbis auch mit Rote Beete füllen. Falls Sie keinen Ziegenkäse mögen oder vertragen, ersetzen Sie ihn einfach durch neutralen Frischkäse oder Ricotta.

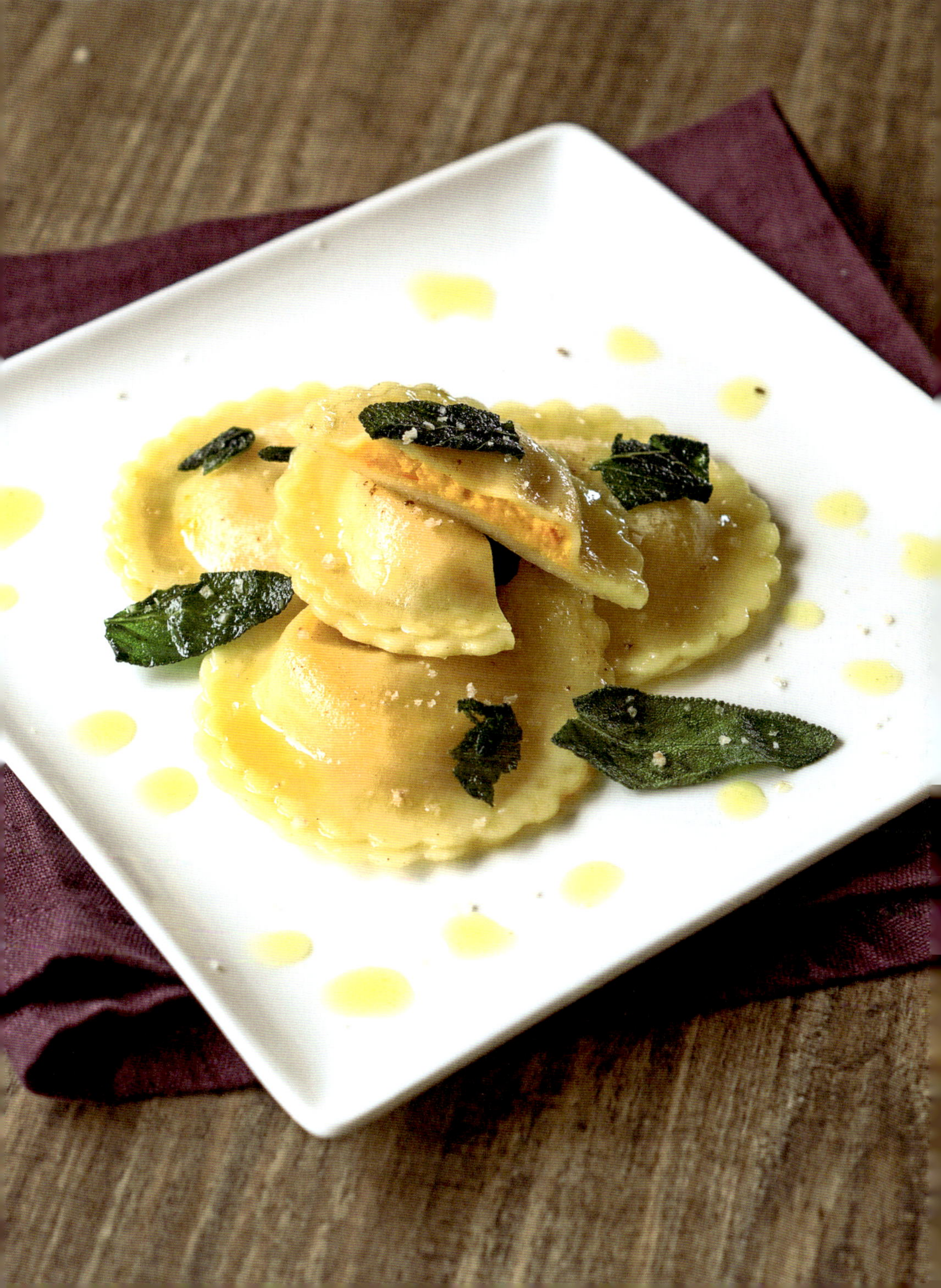

# Hack-Lauch-Pfanne

Für 2 Portionen

**Zubereitungszeit: 15 Minuten**
**Garzeit: 15 Minuten**

**Eine Portion enthält:**

| | |
|---|---|
| 1061 kcal (4445 kJ) | 51 g Fett |
| 56 g Eiweiß | 94 g Kohlenhydrate |

## Zutaten

- 250 g Pasta nach Wahl
- 1 Stange Lauch
- Olivenöl zum Anbraten
- 350 g Rinderhackfleisch
- etwas Paprikapulver, edelsüß
- Salz
- 200 g Crème fraîche
- etwas frischen Thymian

## Zubereitung

1 Zuerst das Nudelwasser aufsetzen, dann den Lauch waschen und in feine Streifen schneiden. Etwas Olivenöl in einer Pfanne erhitzen und das Rinderhack darin krümelig anbraten. Mit etwas Paprikapulver würzen. Lauch dazugeben und mit anschwitzen lassen. Salzen, und einige Minuten warten, bis der Lauch zusammengefallen ist.

2 Die Nudeln in der Zwischenzeit nach Packungsangabe kochen. Vom Nudelwasser drei Esslöffel zur Hack-Lauch-Pfanne geben und einkochen lassen. Zuletzt die Crème fraîche unterrühren und mit frischem Thymian abschmecken. Nach Bedarf noch etwas salzen.

3 Nudeln abgießen und mit der Hack-Lauch-Pfanne vermischen und anrichten.

**TIPP**

Lauch ist bei Histamin-Intoleranz nicht immer verträglich. Wenn Sie kein Risiko eingehen wollen, können Sie den Lauch auch einfach durch Pak Choi ersetzen.

## Brokkoli-Rahm-Pasta

Für 4 Portionen

**Zubereitungszeit: 15 Minuten**
**Garzeit: 10 Minuten**

**Eine Portion enthält:**

| | |
|---|---|
| 539 kcal (2256 kJ) | 20 g Fett |
| 16 g Eiweiß | 74 g Kohlenhydrate |

### Zutaten

- 400 g Pasta nach Wahl
- 250 g Brokkoli
- 1 EL Olivenöl
- 200 ml Sahne
- Salz

### Zubereitung

1 Die Brokkoliröschen vom Strunk trennen, waschen und klein schneiden. In einem Topf Olivenöl erhitzen und den Brokkoli dazugeben. Kurz anschwitzen, mit 200 ml Wasser und 200 ml Sahne aufgießen. Bei geschlossenem Topf und mittlerer Hitze Brokkoli etwa 8 Minuten garen.

2 In der Zwischenzeit die Pasta in einem Topf mit kochendem Salzwasser nach Packungsanleitung zubereiten.

3 Fertig gegarten Brokkoli samt Kochflüssigkeit pürieren. Mit Salz würzen. Abgetropfte Nudeln mit der Soße mischen.

**TIPP**

Die Brokkoli-Rahm-Pasta schmeckt auch kalt noch ganz wunderbar, sodass Sie sie am Folgetag im Büro essen können.

## Basilikum-Pesto

Für 3 Portionen

**Zubereitungszeit: 5 Minuten**

**Eine Portion enthält:**

| | |
|---|---|
| 150 kcal (629 kJ) | 16 g Fett |
| 1 g Eiweiß | 1 g Kohlenhydrate |

### Zutaten

- 25 g Basilikum
- 25 g Macadamianüsse
- 30 ml Olivenöl
- ½ TL Salz

### Zubereitung

1 Die Basilikumblätter abzupfen und zusammen mit den Macadamianüssen sowie Salz und Olivenöl in einen hohen Becher geben.

2 Mit einem Pürierstab alles einige Sekunden zu einem Pesto verarbeiten.

3 Das Pesto sofort unter die noch heißen Nudeln mischen.

**TIPP**

Das Basilikum-Pesto sollten Sie stets frisch zubereiten. Es passt übrigens auch sehr gut als Topping zu einer Suppe.

# Mangold-Ziegenkäse-Lasagne

Für 4 Personen

**Zubereitungszeit: 20 Minuten**
**Backzeit: 30 Minuten**

**Eine Portion enthält:**

| | |
|---|---|
| 345 kcal (1442 kJ) | 18 g Fett |
| 14 g Eiweiß | 32 g Kohlenhydrate |

## Zutaten

2 Mangold
etwas Olivenöl
Salz, Pfeffer
9 Lasagneblätter

**Für die Béchamelsoße:**

30 g Butter
30 g Dinkelmehl
750 ml Milch
150 g Ziegenfrischkäse

## Zubereitung

1 Mangold waschen, vom Strunk trennen und Blätter und Stiele in Streifen schneiden. Etwas Olivenöl in einer Pfanne erhitzen und den Mangold einige Minuten anschwitzen. Mit Salz und Pfeffer würzen.

2 Für die Béchamelsoße 30 g Butter in einem Topf zerlassen, das Mehl einrühren und mit der Milch aufgießen. Unter ständigem Rühren aufkochen und dann einige Minuten weiterköcheln lassen. Den Ziegenkäse dazugeben und in der Soße schmelzen lassen. Ebenfalls mit Salz und Pfeffer abschmecken.

3 Danach die Lasagne schichten. Dafür etwas Béchamelsoße in eine Auflaufform geben, dann Lasagneblätter darauflegen, Mangold darauf verteilen und mit der Béchamel abschließen. So weitermachen, bis der Mangold komplett aufgebraucht ist. In jedem Fall sollte die oberste Schicht von Soße komplett bedeckt sein. Die Lasagne im vorgeheizten Backofen dann gut 30 Minuten bei 180 °C (Ober-/Unterhitze) backen.

**TIPP**

Die Lasagne kommt durch die Béchamelsoße auch gut ohne Käse aus. Natürlich können Sie aber vor dem Backen auch noch etwas Butterkäse oder jungen Gouda daraufstreuen.

# FLEISCH UND FISCH

## Rindfleisch-Frikadellen

Für 6 Stück à 125 g

**Zubereitungszeit: 20 Minuten**
**Bratzeit: 15 Minuten**

**Eine Portion enthält:**

| | |
|---|---|
| 375 kcal (1571 kJ) | 26 g Fett |
| 29 g Eiweiß | 7 g Kohlenhydrate |

### Zutaten

750 g Rinderhackfleisch

2 Eier

2 ½ TL Salz

50 g Paniermehl

Rapsöl zum Anbraten

### Zubereitung

1 Das Rinderhackfleisch mit Eiern, Salz sowie dem Paniermehl in eine Schüssel geben und mit den Händen gut verkneten.

2 Aus dem Gehackten sechs Frikadellen à jeweils etwa 125 Gramm formen.

3 In einer Pfanne reichlich Öl erhitzen und die Frikadellen etwa 15 Minuten braten. Dabei regelmäßig wenden.

**TIPP**

Die Frikadellen können Sie auch sehr gut mit Lammhackfleisch zubereiten. Das Lammfleisch gibt noch mal einen ganz besonderen Geschmack. Und selbstverständlich lassen sich die Frikadellen auch als kleine Party-Bällchen zubereiten, dafür einfach kleinere Bällchen formen und die Bratzeit verkürzen.

# Kalbsröllchen mit Wirsing in Sahnesoße

Für 4 Portionen

**Zubereitungszeit: 45 Minuten**
**Garzeit: 15 Minuten**

**Eine Portion enthält:**

| | |
|---|---|
| 295 kcal (1233 kJ) | 19 g Fett |
| 29 g Eiweiß | 3 g Kohlenhydrate |

## Zutaten

- 4 Wirsingblätter
- 4 Kalbsschnitzel
- 4 EL Frischkäse
- Paprikapulver, edelsüß
- Salz
- 1 EL Rapsöl
- ½ EL Butter
- 250 ml Gemüsebrühe (Rezept siehe Seite 48)
- 100 ml Sahne
- etwas Speisestärke

## Zubereitung

1 Die Wirsingblätter vom Strunk befreien und in kochendem Salzwasser für 3 bis 4 Minuten blanchieren. Mit kaltem Wasser abschrecken und beiseitestellen.

2 Die Kalbsschnitzel mit einem Fleischklopfer dünn klopfen. Jeweils einen Esslöffel Frischkäse darauf verstreichen. Salzen und etwas edelsüßes Paprikapulver darüberstreuen. Die blanchierten Wirsingblätter mit einem Küchentuch gut abtrocknen und auf die Kalbsschnitzel legen. Diese aufrollen und mit Rouladennadeln feststecken.

3 In einer Pfanne Rapsöl und Butter erhitzen. Die Kalbsröllchen etwa 5 Minuten von allen Seiten scharf anbraten. Die Gemüsebrühe angießen und die Röllchen bei geschlossenem Deckel nochmals 5 Minuten garen lassen.

4 Die Kalbsröllchen aus der Pfanne nehmen und warm stellen. Die Sahne in die Soße rühren und 2 Minuten einköcheln lassen. Die Soße je nach Konsistenz noch mit etwas Speisestärke binden.

**TIPP**

Zu den Kalbsröllchen schmecken Salzkartoffeln oder Kartoffelbrei sehr gut.

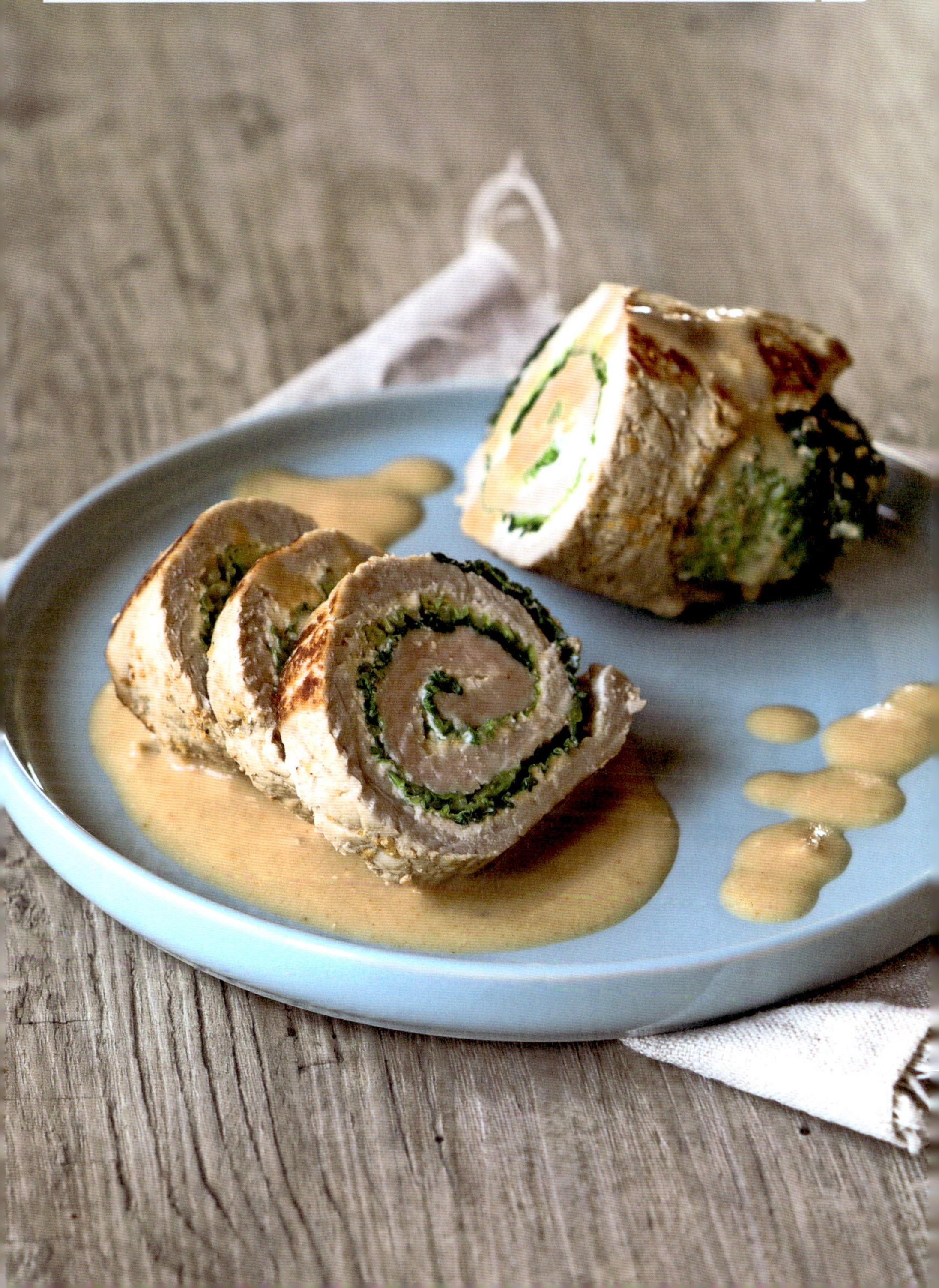

## Rinderrouladen

Für 2 Personen

**Zubereitungszeit: 30 Minuten**
**Garzeit: 120 Minuten**

**Eine Portion enthält:**

| | |
|---|---|
| 383 kcal (1608 kJ) | 21 g Fett |
| 35 g Eiweiß | 13 g Kohlenhydrate |

### Zutaten

- 2 Rinderrouladen
- 2 EL Paprikamark (Rezept siehe Seite 50)
- 1 große Möhre
- 1 Bund Suppengrün (Möhren, Lauch, Sellerie)
- etwas Butter zum Anbraten
- 1 bis 1,5 Liter Gemüsebrühe (Rezept Seite 48)
- 1 EL Butter
- 1 EL Mehl
- 100 g Schmand

### Zubereitung

1 Das Rouladenfleisch jeweils mit einem halben Esslöffel Paprikamark bestreichen, salzen und pfeffern. Die Möhre schälen und mit dem Sparschäler in dünne Streifen hobeln; auf die Rouladen legen und vorsichtig einrollen. Mit Rouladennadeln feststecken. Das Suppengrün schälen, waschen und in grobe Stücke schneiden.

2 Etwas Butter in einer Pfanne aufschäumen lassen und die Rouladen von allen Seiten scharf anbraten, danach aus der Pfanne nehmen. Das Suppengrün dazugeben, den Bratenansatz durch leichtes Rühren lösen und einen Esslöffel Paprikamark dazugeben. Alles etwas anrösten lassen. Dann die Rouladen wieder in die Pfanne geben und mit etwa 500 ml Brühe bedecken. Die Rouladen sollten etwa halbhoch in der Brühe liegen. Bei mittlerer Hitze und geschlossenem Deckel die Rouladen etwa 1,5 bis 2 Stunden schmoren lassen. Dabei alle 30 Minuten wenden und nach Bedarf Brühe nachgießen.

3 Nach Ende der Schmorzeit (die Rouladen sollten beim Anpieksen mit der Gabel weich sein und locker von der Gabel rutschen) die Rouladen in etwas Alufolie wickeln und ruhen lassen.

4 Das Gemüse mit der Brühe durch ein Sieb in einen Topf gießen, dabei das Gemüse so weit passieren, dass die Soße sämig wird. Zur Vorbereitung auf das Binden der Soße einen Esslöffel Butter zerlassen (geht auch in der Mikrowelle) und mit einem Esslöffel Mehl verrühren. Beiseitestellen.

5 100 g Schmand unter die Soße rühren und alles kurz aufkochen lassen, den Topf vom Herd ziehen und die Butter-Mehl-Mischung dazugeben. Mit einem Schneebesen verrühren und alles noch einige Minuten auf dem Herd köcheln lassen.

6 Die Rouladennadeln entfernen, und das Fleisch mit der Soße und den Beilagen anrichten.

# Hähnchenspieße mit Datteln und Süßkartoffelpüree

Für 2 Portionen

**Zubereitungszeit: 30 Minuten**
**Marinierzeit: mindestens 4 Stunden**
**Garzeit: 15 Minuten**

**Eine Portion enthält:**

| | |
|---|---|
| 929 kcal (3892 kJ) | 9 g Fett |
| 55 g Eiweiß | 151 g Kohlenhydrate |

## Zutaten

2 Hähnchenbrustfilets
6 Datteln
3 mittelgroße Süßkartoffeln

**Für die Marinade:**

1 EL Rapsöl
½ EL Ahornsirup
½ TL Kurkumapulver
½ TL Paprikapulver, edelsüß
½ cm Ingwer
Salz

## Zubereitung

1 Für die Marinade alle Zutaten in einer Schüssel miteinander verrühren. Die Hähnchenbrustfilets würfeln und mit der Marinade vermischen. Mindestens 4 Stunden ziehen lassen. Datteln halbieren. Hähnchenwürfel abwechselnd mit den halbierten Datteln aufspießen.

2 Die Süßkartoffeln schälen und in grobe Würfel schneiden. Zusammen mit 1 Liter Wasser aufkochen und die Süßkartoffeln 15 Minuten weich köcheln lassen.

3 Währenddessen die Hähnchenspieße in einer heißen Pfanne von jeder Seite etwa 2 bis 3 Minuten braten. Dank der Marinade ist kein zusätzliches Öl in der Pfanne notwendig.

4 Sind die Süßkartoffeln weich gekocht, diese abgießen und zu Püree stampfen. Mit den Hähnchenspießen anrichten.

**TIPP**

Die Hähnchenspieße eignen sich auch prima für den Grill und natürlich können Sie die Spieße auch ohne Datteln machen. Als Dip passt Rote-Bete-Ketchup (siehe Seite 127) sehr gut dazu.

# Hähnchenschenkel mit Ofengemüse

Für 2 Portionen

**Zubereitungszeit: 10 Minuten**
**Garzeit: 60 Minuten**

**Eine Portion enthält:**

| | |
|---|---|
| 712 kcal (2979 kJ) | 36 g Fett |
| 53 g Eiweiß | 42 g Kohlenhydrate |

## Zutaten

- 1 ½ TL Paprikapulver, edelsüß
- 1 TL Rapsöl
- 2 Hähnchenschenkel
- 1 Zucchini
- 1 große Möhre
- 1 Paprika
- 5 mittelgroße Kartoffeln
- 1 EL Rapsöl
- Kräuter nach Verträglichkeit (z. B. Oregano, Petersilie, Rosmarin)
- Salz

## Zubereitung

1 Paprikapulver mit einem Teelöffel Rapsöl vermischen und mit einem Backpinsel die Haut der Hähnchenschenkel einpinseln. Ein Backblech mit Backpapier auslegen und die Hähnchenschenkel im aufgeheizten Backofen zunächst 30 Minuten im vorgeheizten Backofen bei 200 °C (Ober-/Unterhitze) backen.

2 Währenddessen die Zucchini würfeln, die Möhre schälen und in Scheiben schneiden. Paprika entkernen und in kleine Stücke schneiden. Kartoffeln schälen und vierteln oder, je nach Größe, achteln. Alles zusammen in eine Schüssel geben und mit einem Esslöffel Öl sowie den gehackten Kräutern vermischen.

3 Nach den 30 Backminuten das Gemüse sowie die Kartoffeln zu den Hähnchenschenkeln auf das Backblech geben. Gemeinsam alles weiter 30 bis 40 Minuten bei gleichbleibender Temperatur backen.

**TIPP**

Wenn Sie unsicher sind, welche Kräuter Sie vertragen, testen Sie bitte vorsichtig. Grundsätzlich sind Oregano, Petersilie und Rosmarin passend für das Gericht und histaminarm. Auch zu Fisch schmeckt das Ofengemüse gut. Je nach Dicke der Fischfilets kann man sie am Schluss 10 bis 12 Minuten mit in den Ofen geben. Natürlich lässt sich das Ofengemüse auch als vegetarisches Gericht servieren.

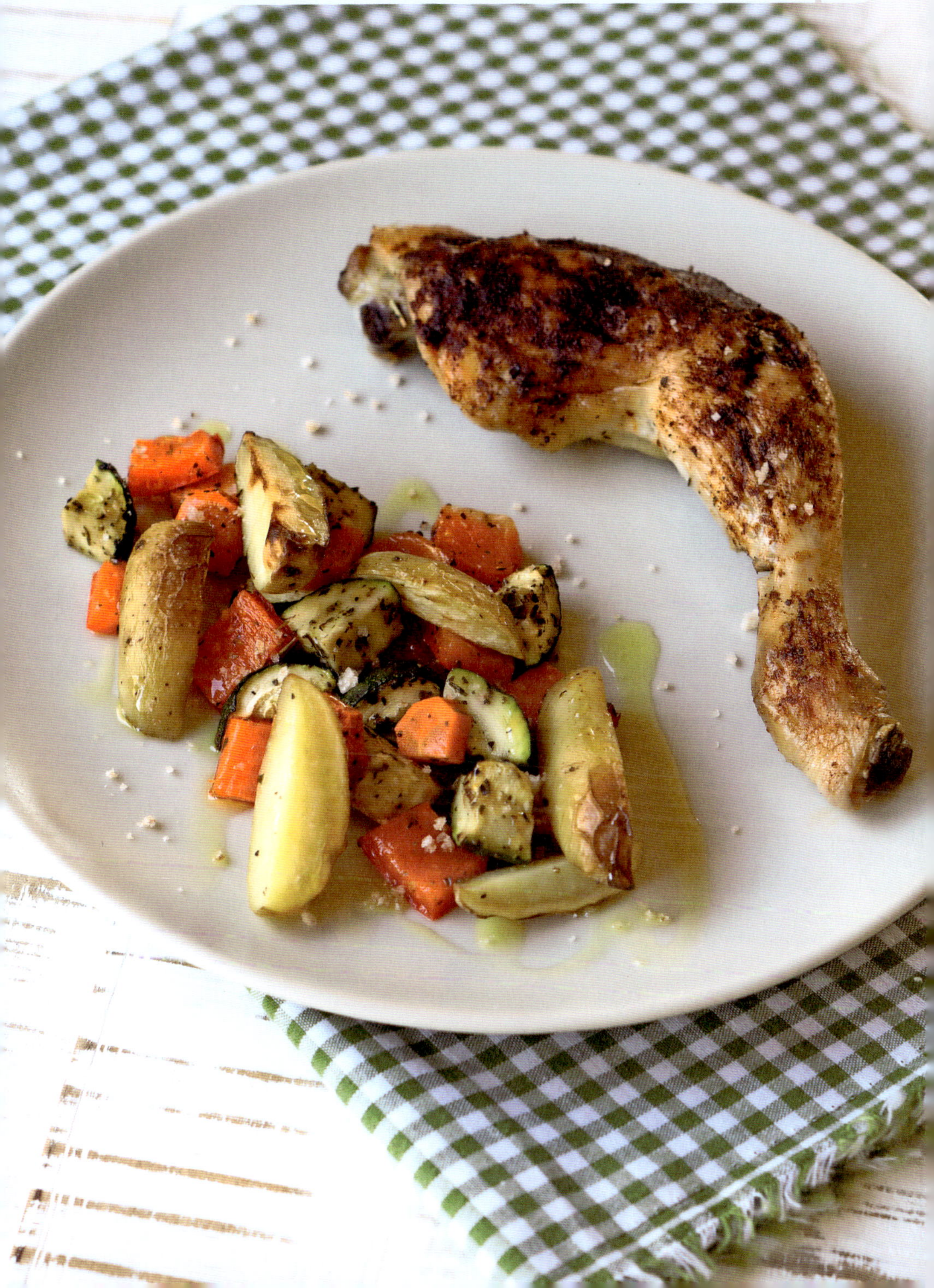

# Wirsing-Hackpfanne mit Bratkartoffeln

Für 4 Personen

**Zubereitungszeit: 20 Minuten**
**Bratzeit: 20 Minuten**

**Eine Portion enthält:**

| | |
|---|---|
| 660 kcal (2762 kJ) | 40 g Fett |
| 34 g Eiweiß | 41 g Kohlenhydrate |

## Zutaten

- 1 kleiner Wirsing
- etwa 800 g Kartoffeln
- Rapsöl und Butter zum Anbraten
- 450 g Rinderhackfleisch
- 1 Becher Crème fraîche
- Salz, weißer Pfeffer

## Zubereitung

1 Den Strunk aus den einzelnen Wirsingblättern herausschneiden und Blätter dann in dicke Streifen schneiden. Die Wirsingstreifen waschen und abtropfen lassen. Die Kartoffeln schälen und in gleichmäßig dicke Scheiben (etwa 3 mm) schneiden.

2 Zwei Pfannen aufsetzen. In eine Pfanne etwa drei Esslöffel Rapsöl und einen Esslöffel Butter geben. Die Pfanne erhitzen und die rohen Kartoffeln in die Pfanne geben, einmal alle Kartoffeln in der Öl-Butter wenden und bei mittlerer Hitze ohne Deckel weiterbraten.

3 In der zweiten Pfanne etwas Öl erhitzen, Hackfleisch krümelig darin anbraten. Den Wirsing dazugeben und vermischen. Bei geschlossenem Deckel den Wirsing dämpfen, bis er in sich zusammenfällt. Währenddessen die Kartoffeln immer mal wieder wenden, aber nicht zu oft, damit sie schön knusprig werden.

4 Nach etwa 20 Minuten sind die Kartoffeln fertig. Unter die Wirsing-Hack-Pfanne dann noch einen Becher Crème fraîche rühren und mit Salz und weißem Pfeffer würzen.

**TIPP**

Machen Sie einfach ein paar Bratkartoffeln mehr und essen Sie diese am Folgetag mit einem leckeren Kräuterquark. Dazu die Bratkartoffeln einfach 10 bis 15 Minuten im vorgeheizten Backofen bei 150 °C (Ober-/Unterhitze) erwärmen.

# Lammfilet mit Möhren-Couscous und Joghurt

Für 2 Portionen

**Zubereitungszeit: 30 Minuten**

**Eine Portion enthält:**

| | |
|---|---|
| 578 kcal (2417 kJ) | 26 g Fett |
| 33 g Eiweiß | 52 g Kohlenhydrate |

## Zutaten

- 2 Möhren
- etwas Rapsöl
- 250 ml Möhrensaft
- 100 g Couscous
- 2 Lammfilets à ca. 60–80 g
- 200 g Naturjoghurt
- Salz und weißer Pfeffer
- Olivenöl
- Rapsöl zum Anbraten

## Zubereitung

1 Möhren in kleine Würfel schneiden. Etwas Rapsöl in einen Topf geben und die Möhrenwürfel darin etwas anschwitzen. Etwa drei Esslöffel des Möhrensafts zufügen und alles gut 5 Minuten dünsten. Anschließend den restlichen Möhrensaft zufügen und kurz aufkochen lassen. Den Topf vom Herd ziehen und den Couscous einstreuen. Bei geschlossenem Deckel etwa 5 Minuten quellen lassen. Während dieser Zeit einmal mit einer Gabel auflockern. Während der Couscous quillt, die Lammfilets in etwas Rapsöl anbraten und im Anschluss salzen.

2 Dem fertig gegarten Couscous gut einen Löffel Olivenöl zugeben, salzen und mit einer Gabel etwas auflockern. Den Joghurt mit etwas Olivenöl, Salz und weißem Pfeffer würzen.

3 Den Möhren-Couscous mit dem Lammfilet auf einem Teller anrichten und mit dem abgeschmeckten Joghurt servieren.

**TIPP**

Achten Sie beim Möhrensaft darauf, dass dieser ohne Zusatzstoffe ist. Der Möhren-Couscous schmeckt auch gut zu Lachs oder anderem verträglichen Fisch. Außerdem lässt sich der Möhren-Couscous auch prima kalt essen und ist damit perfekt für ein Mittagessen im Büro geeignet.

# Kartoffel-Möhren-Rösti mit Ofen-Lachs

Für 3 Portionen

**Zubereitungszeit: 20 Minuten**
**Backzeit: 15 Minuten**

**Eine Portion enthält:**

| | |
|---|---|
| 459 kcal (1923 kJ) | 24 g Fett |
| 33 g Eiweiß | 28 g Kohlenhydrate |

## Zutaten

- 5 mittelgroße Kartoffeln, vorwiegend festkochend
- 3 große Möhren
- Salz, weißer Pfeffer
- 3 TK-Lachsfilets
- Rapsöl zum Anbraten

## Zubereitung

1 Kartoffeln und Möhren schälen und in eine Schüssel reiben. Die Masse salzen, pfeffern und etwa 5 Minuten stehen lassen.

2 Den TK-Lachs noch in der Folie in einer Schüssel mit warmem Wasser schnell auftauen. Die Lachsfilets dann in etwas Alufolie wickeln und 15 Minuten bei 180 °C (Ober-/Unterhitze) im vorgeheizten Backofen garen.

3 Für die Rösti den Boden einer Pfanne mit Öl bedecken und auf mittlerer Stufe erhitzen. Ein Sechstel der Rösti-Masse sehr gut ausdrücken, mit den Händen zu einem dünnen Rösti drücken und in die Pfanne gleiten lassen. So auch mit der restlichen Masse verfahren. In eine Pfanne passen etwa drei Rösti, sodass Sie zwei Pfannen benutzen sollten. Bei mittlerer Hitze von einer Seite etwa 8 bis 10 Minuten braten. Dabei wirklich die Zeit abwarten, denn nur wenn die Rösti langsam garen, halten Sie zusammen. Anschließend wenden und noch mal 3 bis 5 Minuten garen lassen. Zusammen mit dem Ofen-Lachs anrichten und nach Wunsch noch mit etwas Meersalz bestreuen.

**TIPP**

Die Rösti können Sie natürlich auch nur aus Kartoffeln zubereiten. Oder testen Sie doch mal Rösti aus Kartoffeln und Spargel. Und natürlich schmecken die Rösti auch kalt sehr gut. Probieren Sie dann dazu einen selbst gemachten Dip aus Quark und frischer Petersilie.

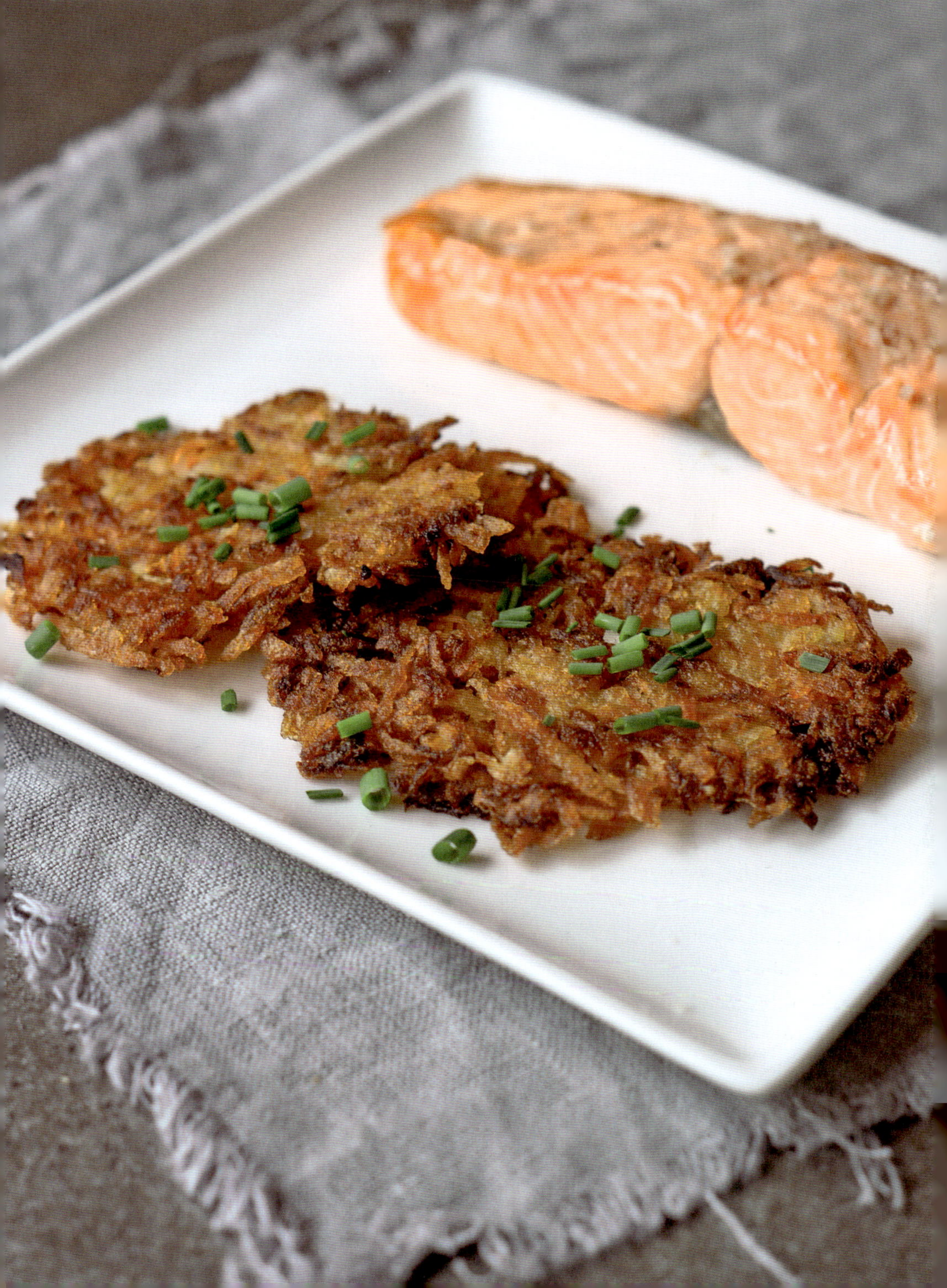

# Zanderfilet mit Zucchini-Kartoffel-Gratin

Für 2 Portionen

**Zubereitungszeit: 20 Minuten**
**Backzeit: 45 Minuten**

**Eine Portion enthält:**

| | |
|---|---|
| 789 kcal (3300 kJ) | 57 g Fett |
| 43 g Eiweiß | 27 g Kohlenhydrate |

## Zutaten

- 3 mittelgroße Kartoffeln
- 1 Zucchini
- 200 ml Sahne
- 100 ml Milch
- ½ TL Salz, etwas weißer Pfeffer
- Muskatnuss (je nach Verträglichkeit)
- 100 g Butterkäse, gerieben
- 2 Zanderfilets à ca. 130 g
- etwas Öl zum Anbraten

## Zubereitung

1 Kartoffeln schälen und hobeln oder in dünne Scheiben schneiden. Zucchini waschen und ebenfalls hobeln oder in dünne Scheiben schneiden. Kartoffeln und Zucchini abwechselnd in eine gefettete Auflaufform schichten. In einem Topf die Sahne mit der Milch aufkochen. Das Salz und den Pfeffer dazugeben. Falls Sie Muskatnuss vertragen, noch ein wenig dazureiben. Die Sahne-Milch etwa 2 Minuten köcheln lassen und dann über das Gratin gießen. Den geriebenen Butterkäse über das Gratin streuen.

2 Gratin im vorgeheizten Backofen bei 180 °C (Ober-/Unterhitze) 45 Minuten backen. Falls das Gratin zu dunkel wird, nach 30 Minuten die Form mit etwas Alufolie abdecken.

3 Während das Gratin im Ofen gart, die Zanderfilets mit etwas Öl in einer Pfanne bei mittlerer Hitze auf beiden Seite je 3 bis 4 Minuten garen.

**TIPP**

Das Gratin können Sie auch als vegetarische Hauptspeise servieren, und natürlich passen auch viele Fleischsorten wie Rindersteaks, Hähnchenbrust oder Putenschnitzel gut dazu.

# FINGERFOOD UND DIPS

## Cranberry-Käse-Rauten

Für 40 Stück

**Zubereitungszeit: 30 Minuten**
**Ruhezeit: 30 Minuten**
**Backzeit: 15 Minuten**

**Eine Portion enthält:**

| | |
|---|---|
| 54 kcal (227 kJ) | 3 g Fett |
| 2 g Eiweiß | 6 g Kohlenhydrate |

### Zutaten

Wraps (Rezept siehe Seite 45)
2 EL Olivenöl
250 g junger Gouda am Stück
80 g getrocknete Cranberrys
etwas frischer Rosmarin

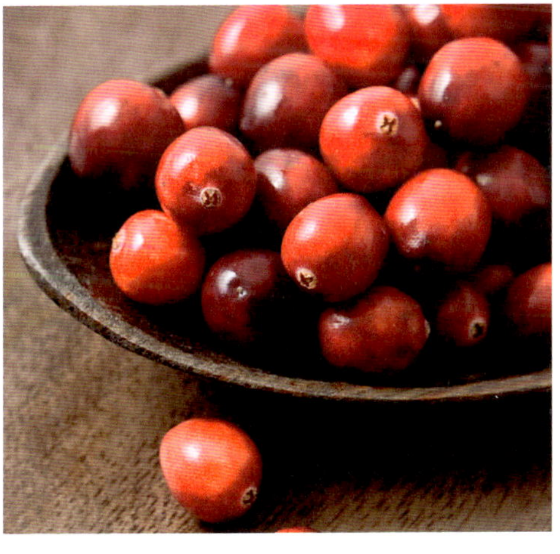

### Zubereitung

1 Die Wraps zubereiten. Die Wraps aber viereckig ausrollen, damit sie sich später besser zu Rauten schneiden lassen.

2 Die ausgebackenen Wraps jeweils mit einem halben Esslöffel Öl bepinseln, etwas jungen Gouda darüberreiben und je Wrap mit einem Viertel der Cranberrys bestreuen. Den Rosmarin hacken und ebenfalls darüberstreuen.

3 Die Wraps, es passen jeweils zwei auf ein Backblech, im vorgeheizten Backofen bei 180 °C für etwa 15 Minuten überbacken, bis der Käse leicht braun wird. Komplett auskühlen lassen und im Anschluss aus jedem Wrap mit einem scharfen Messer etwa zehn Rauten schneiden.

**TIPP**

Sie können die Rauten auch mit Butterkäse oder Mozzarella backen. Und probieren Sie statt der Cranberrys doch mal klein geschnittene Datteln.

# Grissini

Für 20 Stück

**Zubereitungszeit: 20 Minuten**
**Gehzeit: 60 Minuten**
**Backzeit: 15 Minuten**

**Eine Portion enthält:**

| | |
|---|---|
| 35 kcal (145 kJ) | 0 g Fett |
| 1 g Eiweiß | 7 g Kohlenhydrate |

## Zutaten

- 200 g Mehl
- 1 TL Salz
- 10 g frische Hefe
- 1 Prise Zucker
- 100 ml lauwarmes Wasser

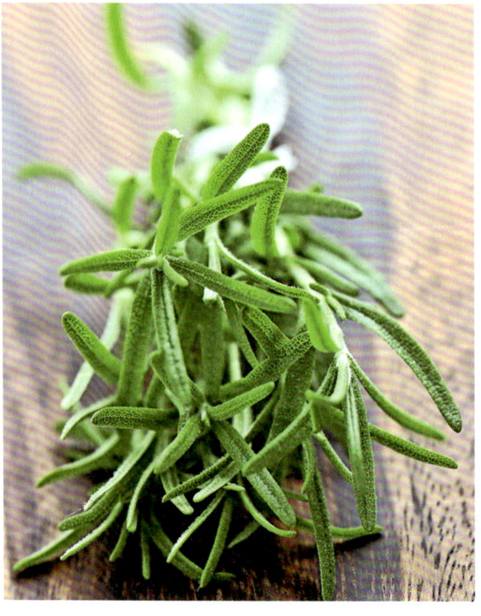

## Zubereitung

1 Mehl und Salz in eine Schüssel geben. Die Hefe zusammen mit der Prise Zucker im lauwarmen Wasser auflösen. Die Hefemischung zu den trockenen Zutaten geben und alles mit den Knethaken des Handmixers zu einem glatten Teig verarbeiten. Den Teig dann noch einmal gut von Hand durchkneten. An einem warmen Ort etwa 60 Minuten gehen lassen.

2 Den Hefeteig nach der Gehzeit zu einem Rechteck 1 cm dick ausrollen. Etwa 1 cm breite Streifen schneiden und mit den Händen gleichmäßig lange Grissini rollen. Die Grissini können recht dünn sein, da sie beim Backen noch etwas aufgehen.

3 Ein Backblech mit Backpapier auslegen und die Grissini darauf legen. Im vorgeheizten Backofen bei 190 °C (Ober-/Unterhitze) etwa 15 Minuten backen lassen. Die Grissini am besten auf zwei Backbleche verteilen, damit sie nicht zusammenbacken.

**TIPP**

Mischen Sie doch auch noch ein paar getrocknete Kräuter unter, sie geben den Grissini einen besonderen Pfiff. Besonders gut passen Rosmarin oder Oregano dazu.

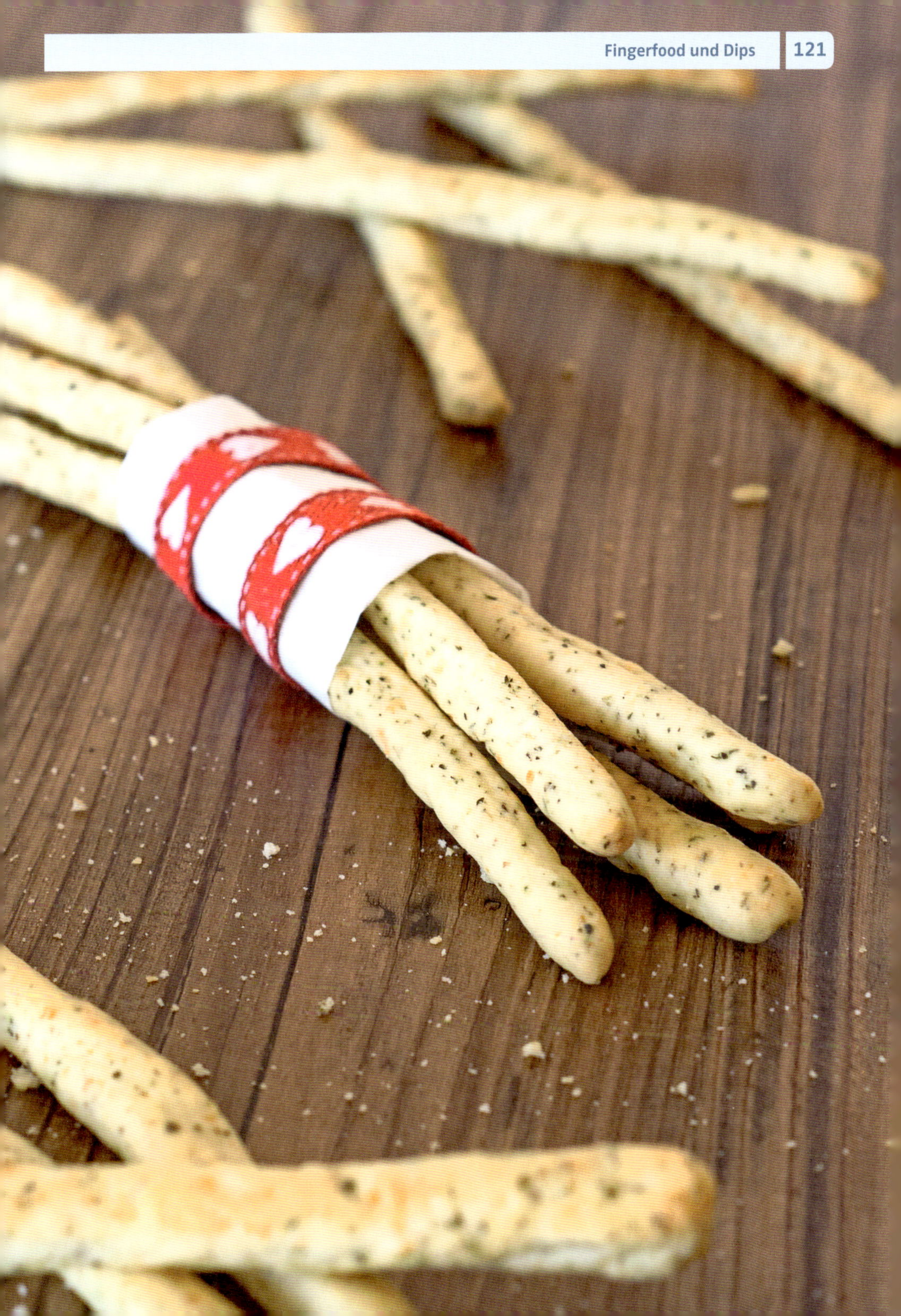

# Aprikosen-Ingwer-Chutney

Für 10 Portionen (2 Gläser à 200 ml)

**Zubereitungszeit: 20 Minuten**
**Garzeit: 20 Minuten**

**Eine Portion enthält:**

| | |
|---|---|
| 54 kcal (227 kJ) | 0 g Fett |
| 0 g Eiweiß | 12 g Kohlenhydrate |

## Zutaten

- 500 g Aprikosen
- 5 g Ingwer
- 50 ml Apfelessig
- 80 g brauner Zucker
- 1 Prise Salz

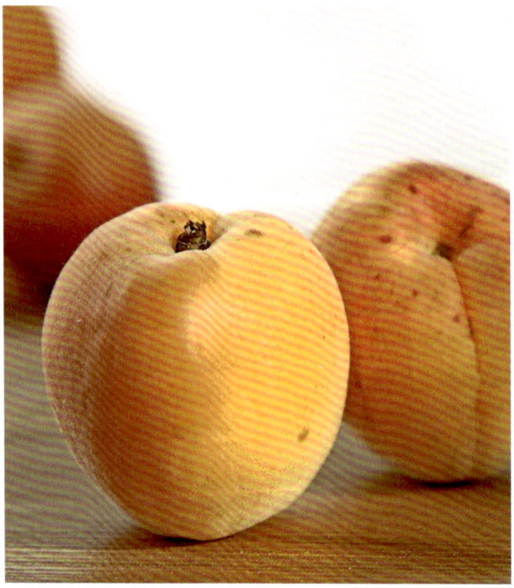

## Zubereitung

1 Kern aus den Aprikosen entfernen und das Fruchtfleisch in kleine Stücke schneiden. Falls gewünscht, können die Aprikosen auch gehäutet werden, dies ist aber nicht zwingend notwendig. Die Aprikosenstücke zusammen mit geriebenem Ingwer, Apfelessig, Zucker und Salz in einen Topf geben.

2 Einmal kurz unter Rühren aufkochen und dann 20 Minuten bei mittlerer Hitze köcheln lassen. Alle 3 bis 4 Minuten umrühren. Das Chutney noch heiß in Gläser füllen. Diese mit einem Schraubdeckel verschließen und für 5 Minuten auf den Kopf stellen. Die Gläser dann wieder umdrehen und völlig auskühlen lassen.

3 Im Kühlschrank aufbewahrt, hält sich das Chutney mehrere Wochen.

**TIPP**

Das Aprikosen-Ingwer-Chutney schmeckt sehr gut zu gegrilltem Fleisch, besonders zu Hühnchen oder Pute. Über die Menge des Ingwers können Sie die Schärfe des Chutneys variieren.

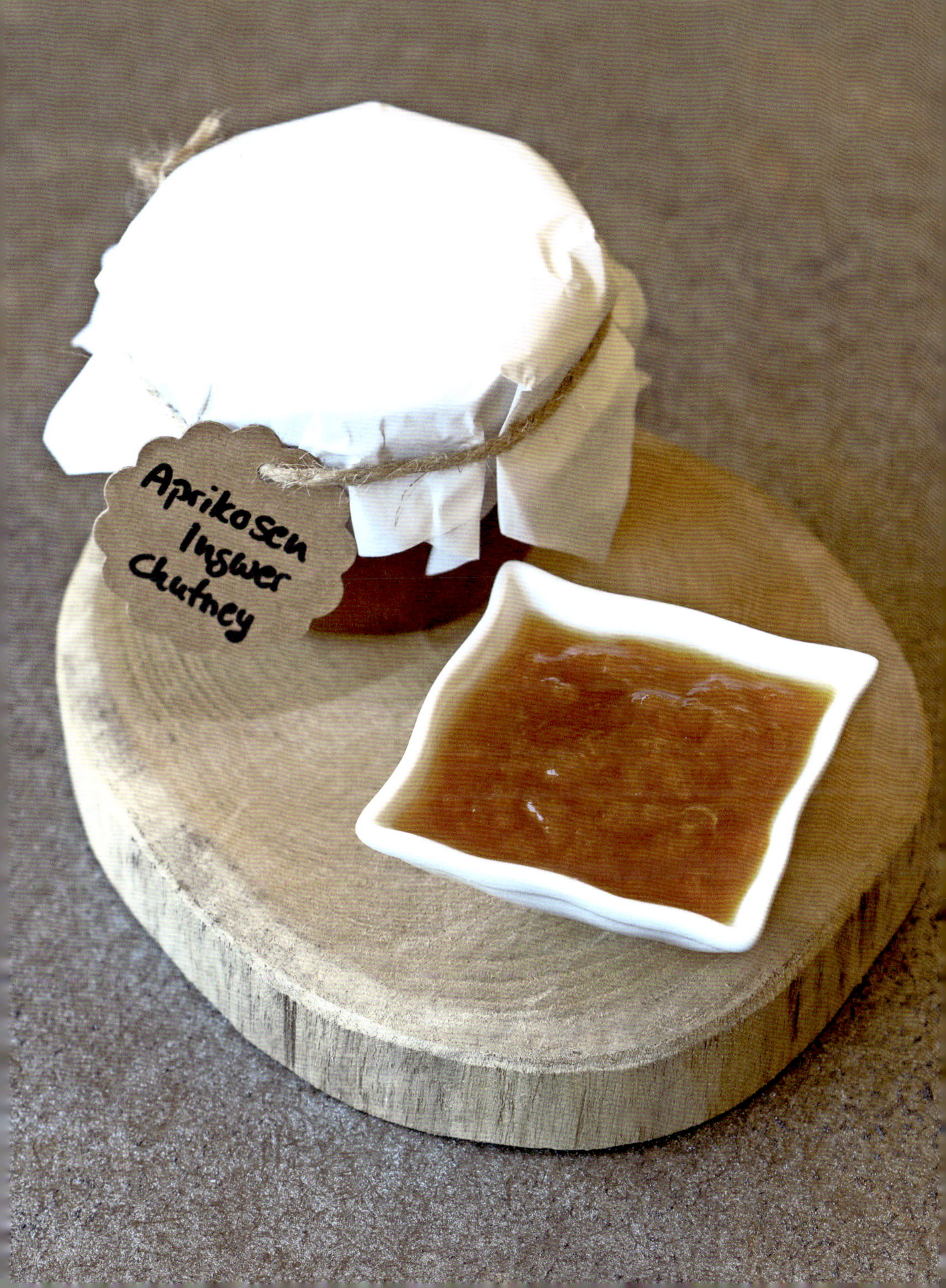
Aprikosen
Ingwer
Chutney

## Antipasti-Dip

Für 4 Personen

**Zubereitungszeit: 10 Minuten**
**Backzeit: 25 Minuten**
**Abkühlzeit: 30 Minuten**

**Eine Portion enthält:**

| | |
|---|---|
| 82 kcal (344 kJ) | 6 g Fett |
| 2 g Eiweiß | 6 g Kohlenhydrate |

### Zutaten

1 Zucchini
2 Spitzpaprika
2 EL Olivenöl
Salz
etwas frischer Thymian und Rosmarin

### Zubereitung

1 Zucchini waschen, in Scheiben schneiden. Spitzpaprika ebenfalls waschen, entkernen und in grobe Stücke schneiden.

2 In einer Schüssel Zucchinischeiben und Paprikastücke mit dem Olivenöl, Salz und den gehackten Kräutern mischen. Alles auf ein mit Backpapier ausgelegtes Backblech geben und bei 200 °C (Ober-/Unterhitze) im vorgeheizten Backofen 25 Minuten backen. Das Gemüse dann komplett auskühlen lassen.

3 Zuletzt Zucchini und Paprika in einen hohen Becher geben und grob pürieren.

**TIPP**

Der Antipasti-Dip passt sehr gut zu Steak, Hühnchen oder einem Stück frischem Baguette. Beim Gemüse können Sie natürlich nehmen, was Sie vertragen. Probieren Sie den Dip auch mal mit klein geschnittenen Kürbiswürfeln oder Möhrenscheiben.

## Tricolore Partybaguette

Für 1 Baguette/15 Scheiben

**Zubereitungszeit: 15 Minuten**
**Backzeit: 20 Minuten**

**Eine Scheibe enthält:**

| | |
|---|---|
| 115 kcal (7234 kJ) | 4 g Fett |
| 4 g Eiweiß | 16 g Kohlenhydrate |

### Zutaten

150 g Quark
50 ml Milch
50 ml Olivenöl
1 TL Salz
100 g Maismehl
200 g Weizenmehl
1 Päckchen Weinstein-Backpulver

**Für den roten Strang zusätzlich:**

1 TL Mehl
2 TL Paprikamark (Rezept siehe Seite 50)

**Für den grünen Strang zusätzlich:**

1 TL Mehl
2 TL Basilikum-Pesto (Rezept siehe Seite 105)

## Zubereitung

1 Alle Zutaten aus der oberen Liste in eine Schüssel geben und mit den Knethaken des Handmixers gut verkneten. Den Teig in drei Teile je 200 g teilen. Für den roten Strang einen Teil mit Mehl und Paprikamark verkneten; für den grünen Strang den dritten Teil mit Mehl und Pesto verkneten.

2 Die drei Teile zu langen Strängen rollen, und diese anschließend zu einem Zopf flechten. Diesen etwas lang ziehen, damit er die Form eines Baguettes bekommt.

3 Ein Backblech mit Backpapier auslegen und das Baguette darauflegen. Im vorgeheizten Backofen bei 180 °C etwa 20 Minuten backen.

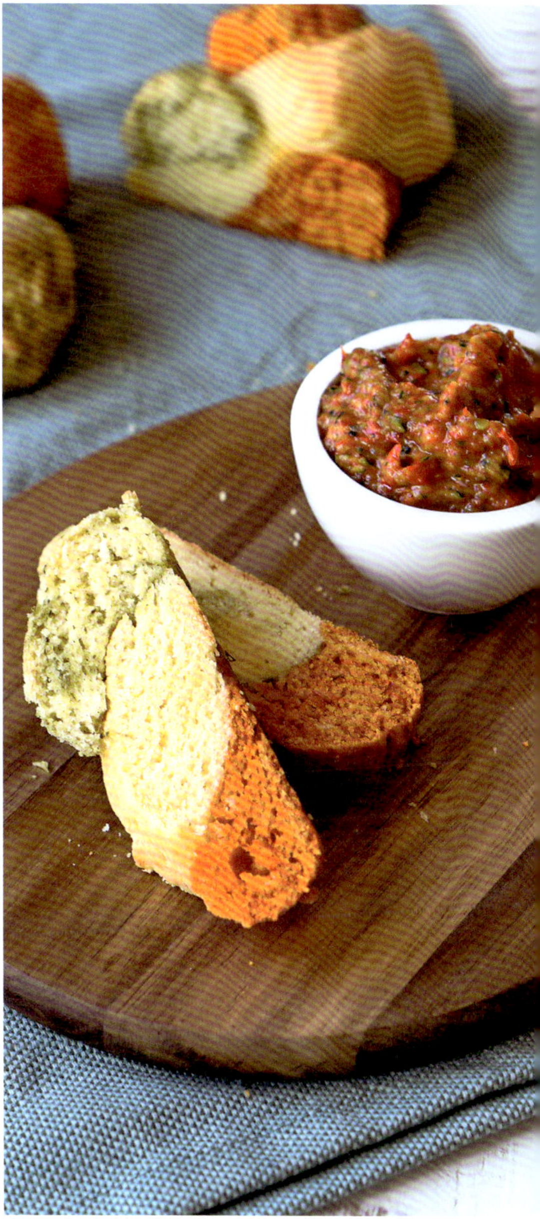

**TIPP**

Sie können das Baguette natürlich auch komplett in Rot oder Grün backen. Verwenden Sie dann jeweils 6 Teelöffel der benötigten Zutat sowie einen Esslöffel Mehl.

# Dinkel-Quark-Stangen

Für 12 Stück

**Zubereitungszeit: 15 Minuten**
**Gehzeit: 60 Minuten**
**Backzeit: 15 Minuten**

**Eine Portion enthält:**

| | |
|---|---|
| 181 kcal (758 kJ) | 6 g Fett |
| 7 g Eiweiß | 24 g Kohlenhydrate |

## Zutaten

- 120 ml Milch
- 1 TL Honig
- 20 g frische Hefe
- 2 Eier
- 50 ml Rapsöl
- 400 g Dinkelmehl

**Für die Füllung:**

- 125 g Magerquark
- 2 TL Paprikapulver
- Salz

## Zubereitung

1 Zuerst den Hefeteig zubereiten. Dafür die Milch handwarm erwärmen und den Honig sowie die Hefe darin auflösen. Die zwei Eier mit dem Rapsöl verquirlen und mit der Hefe-Mischung verrühren. Das Dinkelmehl in einem Schwung dazugeben und mit den Knethaken des Handmixers zu einem glatten Teig verarbeiten. Die Rührschüssel mit einem feuchten Handtuch abdecken und an einem warmen Ort etwa eine Stunde gehen lassen.

2 In der Zwischenzeit den Magerquark mit dem Paprikapulver sowie etwas Salz verrühren.

3 Ist die Gehzeit vorbei, den Teig quadratisch ausrollen. Die Quarkmasse dünn auf den Teig streichen und diesen dann zuklappen. Zwölf schmale Streifen aus dem Teig schneiden und jeweils gegeneinander drehen, sodass lange Stangen entstehen. Auf ein mit Backpapier ausgelegtes Backblech legen und im vorgeheizten Backofen bei 180 °C (Ober-/Unterhitze) etwa 15 Minuten backen.

**TIPP**

Die Quarkstangen sind ein toller Snack auf dem Partybüfett, eignen sich aber auch prima für Autofahrten oder einfach zum Mitnehmen, wenn man lange unterwegs ist.

# Rote-Bete-Ketchup

Für 1 Glas (ca. 300 g)

**Zubereitungszeit: 20 Minuten**
**Garzeit: 30 Minuten**

**Eine Portion enthält:**

| | |
|---|---|
| 478 kcal (1995 kJ) | 10 g Fett |
| 4 g Eiweiß | 88 g Kohlenhydrate |

## Zutaten

- ½ weiße Zwiebel
- 200 g Rote Bete (ca. 2 Stück)
- 1 Apfel
- Rapsöl zum Anbraten
- 5 EL Apfelessig
- 50 g brauner Zucker
- 2 Prisen Salz

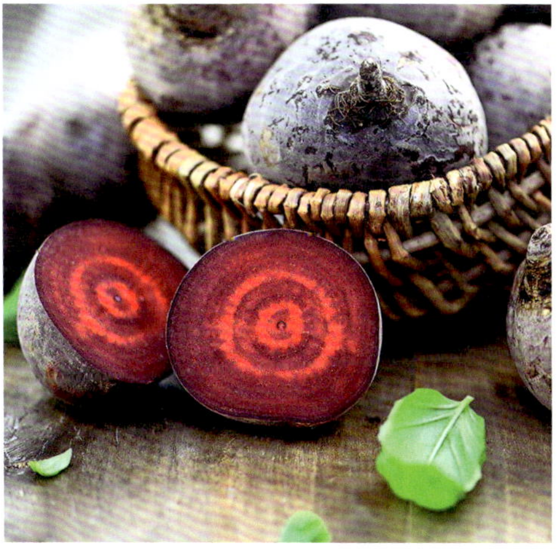

## Zubereitung

1 Zwiebel fein würfeln. Die Rote Bete schälen und klein schneiden. Ebenso mit dem Apfel verfahren. Etwas Rapsöl in einem Topf erhitzen und die Zwiebeln darin anbraten. Apfel, Rote Bete, Apfelessig, braunen Zucker und etwas Salz dazugeben. Alles mit geschlossenem Deckel etwa 30 Minuten köcheln lassen. Zwischendurch immer mal wieder umrühren.

2 Nach Ende der Garzeit alles mit einem Stabmixer fein pürieren. In ein Glas abfüllen, zuschrauben und auf den Kopf stellen. Den Ketchup so ca. 1 Stunde abkühlen lassen, wieder richtig herum drehen und ganz ausgekühlt im Kühlschrank aufbewahren.

**TIPP**

Der Rote-Bete-Ketchup ist vielseitig einsetzbar und eignet sich als Dip zu Kartoffelecken, im Hähnchen-Wrap als Füllung oder auch einfach für ein Partybüfett zu Nachos.

# Hähnchen-Wraps

Für 2 Portionen (4 Wraps)

**Zubereitungszeit: 20 Minuten**
**Abkühlzeit: 20 Minuten**

**Eine Portion enthält:**

| | |
|---|---|
| 933 kcal (3905 kJ) | 28 g Fett |
| 65 g Eiweiß | 103 g Kohlenhydrate |

## Zutaten

- 2 Hähnchenbrustfilets
- etwas Öl zum Anbraten
- 4 Wraps (Rezept siehe Seite 45)
- Frischkäse
- 1 kleiner Romanasalat
- Salz
- Aprikosen-Ingwer-Chutney (Rezept siehe Seite 122)

## Zubereitung

1 Hähnchenbrustfilets in einer Pfanne mit etwas Öl je nach Dicke für etwa 5 bis 10 Minuten braten. Danach vollständig abkühlen lassen.

2 Währenddessen auf jeden Wrap etwa einen halben Esslöffel Frischkäse streichen. Jeweils einen Teelöffel des Chutneys darauf verteilen. Den Romanasalat vom Strunk trennen, waschen und auf jeden Wrap zwei Blätter geben. Die abgekühlte Hähnchenbrust in Scheiben schneiden und auf den Salat geben. Etwas salzen und nochmals ein wenig Chutney auf der Hähnchenbrust verteilen.

3 Jeden Wrap einzeln aufrollen und mit einem Zahnstocher oder etwas Küchengarn fixieren.

**TIPP**

Sie können die Wraps mit vielen verträglichen Zutaten füllen. Probieren Sie als Dip auch mal den Rote-Bete-Ketchup oder testen Sie eine vegetarische Variante mit Rohkost wie Paprika und Möhren. Der Fantasie sind keine Grenzen gesetzt.

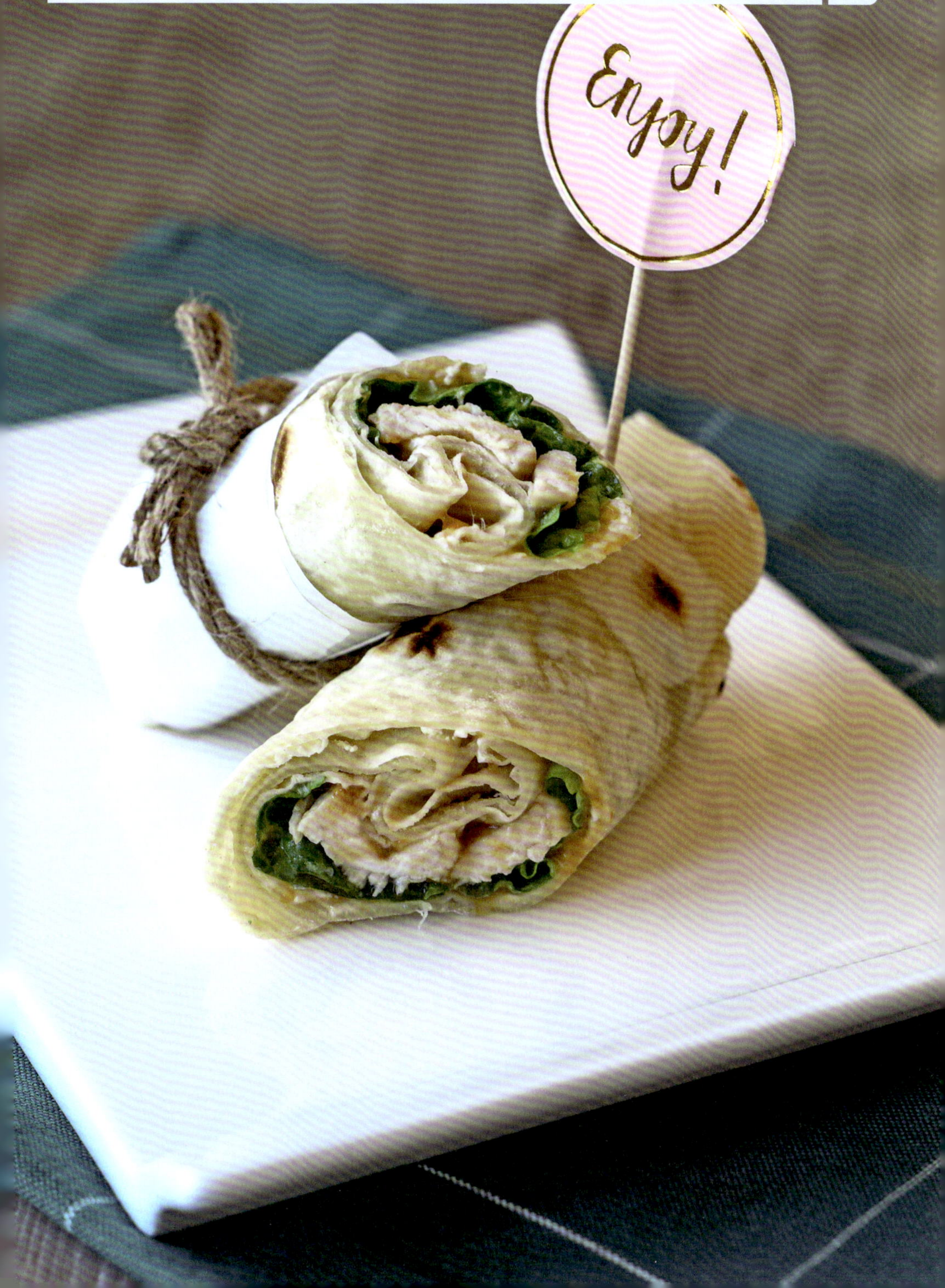
Enjoy!

# Pesto-Schnecken

Für 10 Stück

**Zubereitungszeit: 10 Minuten**
**Backzeit: 12 Minuten**

**Eine Portion enthält:**

| | |
|---|---|
| 175 kcal (732 kJ) | 10 g Fett |
| 7 g Eiweiß | 14 g Kohlenhydrate |

## Zutaten

- Quark-Öl-Teig (Rezept siehe Seite 40)
- 2 EL Basilikum-Pesto (Rezept siehe Seite 105)
- 150 g Mozzarella

## Zubereitung

1 Den Quark-Öl-Teig zubereiten und auf etwas Mehl quadratisch ausrollen. Das Pesto mit einem Löffel gleichmäßig auf dem Teig verteilen. Den Mozzarella in dünne Scheiben schneiden und auf das Pesto legen.

2 Den Teig eng zusammenrollen und mit einem scharfen Messer in 1 Zentimeter dicke Scheiben schneiden. Die Scheiben auf ein mit Backpapier ausgelegtes Backblech legen.

3 Die Pesto-Schnecken im vorgeheizten Backofen bei 200 °C (Ober-/Unterhitze) etwa 12 Minuten backen.

**TIPP**

Die Pesto-Schnecken können Sie auch mit dem Rote-Bete-Ketchup füllen.

# Paprika-Minze-Butter

Für 4 Personen

**Zubereitungszeit: 5 Minuten**

**Eine Portion enthält:**

| | |
|---|---|
| 187 kcal (783 kJ) | 21 g Fett |
| 0 g Eiweiß | 0 g Kohlenhydrate |

## Zutaten

- 100 g Butter (weich)
- 1 EL Paprikamark (Rezept siehe Seite 50)
- 10–12 Minzblätter
- Salz, weißer Pfeffer

## Zubereitung

1 Die weiche Butter mit dem Paprikamark in eine Schüssel geben und mithilfe einer Gabel verkneten. Die Minzeblätter abzupfen und in sehr feine Streifen schneiden. Diese ebenfalls unter die Butter kneten.

2 Zuletzt mit Salz und weißem Pfeffer würzen und bis zum Servieren im Kühlschrank aufbewahren.

**TIPP**

Paprika-Minze-Butter schmeckt toll zu Grillfleisch oder frischem Baguette. Sollten Sie das Paprikamark nicht selbst machen wollen, achten Sie beim Kauf darauf, dass das Mark außer Paprika und Salz keine weiteren Zusätze enthält.

# Mini-Blumenkohl-Frikadellen aus dem Ofen

Für 20 Mini-Frikadellen

**Zubereitungszeit: 20 Minuten**
**Backzeit: 30 Minuten**

**Eine Portion enthält:**

| | |
|---|---|
| 59 kcal (245 kJ) | 2 g Fett |
| 4 g Eiweiß | 5 g Kohlenhydrate |

## Zutaten

350 g Blumenkohl
140 g zarte Haferflocken
100 g Quark
120 g geriebener junger Gouda
2 Eier
Salz, Pfeffer

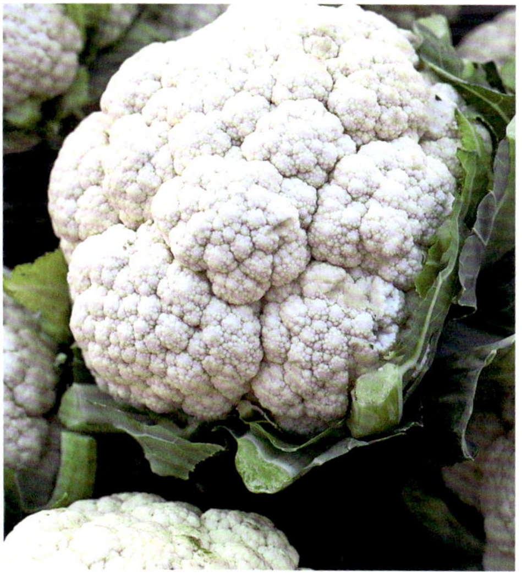

## Zubereitung

1 Blumenkohl zunächst in Röschen schneiden, diese waschen und dann mit einem Messer (oder einer Küchenmaschine) fein hacken; in eine Schüssel geben und mit den Haferflocken vermengen. Dann den Quark untermischen und den jungen Gouda dazugeben. Die Eier verquirlen und mit den Händen unter die Masse kneten. Alles kräftig mit Salz und Pfeffer abschmecken.

2 Ein Backblech mit Backpapier auslegen, aus der Masse etwa 20 kleine Frikadellen formen und auf das Backblech legen. Im vorgeheizten Backofen bei 200 °C (Ober-/Unterhitze) 20 Minuten backen, dann einmal wenden und weiter gut 10 Minuten backen.

**TIPP**

Die Blumenkohl-Frikadellen können Sie warm und kalt essen. Damit eignen sie sich auch sehr gut als Mittagessen im Büro oder für unterwegs. Selbstverständlich können Sie aus der Masse dann auch 10 größere Frikadellen formen. Die Backzeit bleibt dabei gleich.

# KUCHEN UND MUFFINS

## Mini-Galettes mit Äpfeln

Für 4 Stück

**Zubereitungszeit: 20 Minuten**
**Kühlzeit: 30 Minuten**
**Backzeit: 25 Minuten**

**Eine Portion enthält:**

| | |
|---|---|
| 519 kcal (2174 kJ) | 17 g Fett |
| 8 g Eiweiß | 82 g Kohlenhydrate |

### Zutaten

- süßer Mürbeteig (Rezept siehe Seite 38)
- 3 EL brauner Zucker
- 3 Äpfel
- Puderzucker zum Bestreuen

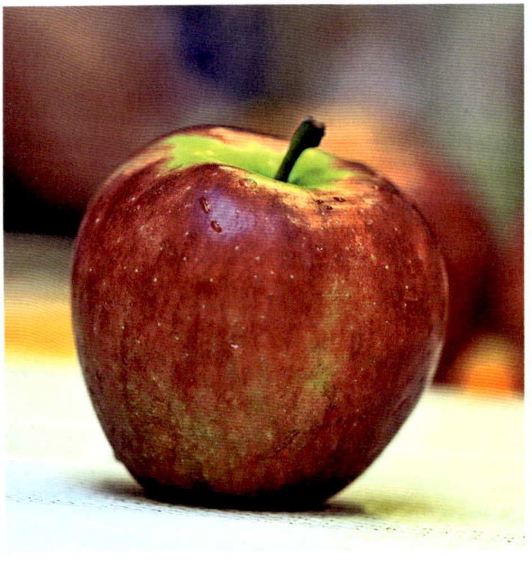

### Zubereitung

1 Zuerst den Mürbeteig zubereiten. Während der Kühlzeit die Füllung zubereiten. Dafür die Äpfel schälen, entkernen und in dünne Scheiben schneiden. In einem Topf drei Esslöffel Wasser mit dem braunen Zucker aufkochen. Die Äpfel dazugeben und im geschlossenem Topf bei mittlerer Hitze 2 Minuten ziehen lassen. Zwischendurch umrühren.

2 Den Mürbeteig aus dem Kühlschrank holen und in vier gleiche Teile schneiden. Jeden Teil auf etwas Backpapier einzeln rund ausrollen und mit den gut abgetropften Apfelscheiben belegen. Dabei außen einen Rand lassen und diesen nach dem Belegen mithilfe des Backpapiers über die Äpfel klappen.

3 Im vorgeheizten Backofen bei 200 °C (Ober-/Unterhitze) 25 Minuten backen. Noch heiß mit Puderzucker bestreuen.

**TIPP**

Die Mini-Galettes sind, zusammen mit einer Kugel Eis, auch eine tolle Nachspeise. Ein histaminarmes Eis-Rezept finden Sie auf Seite 47.

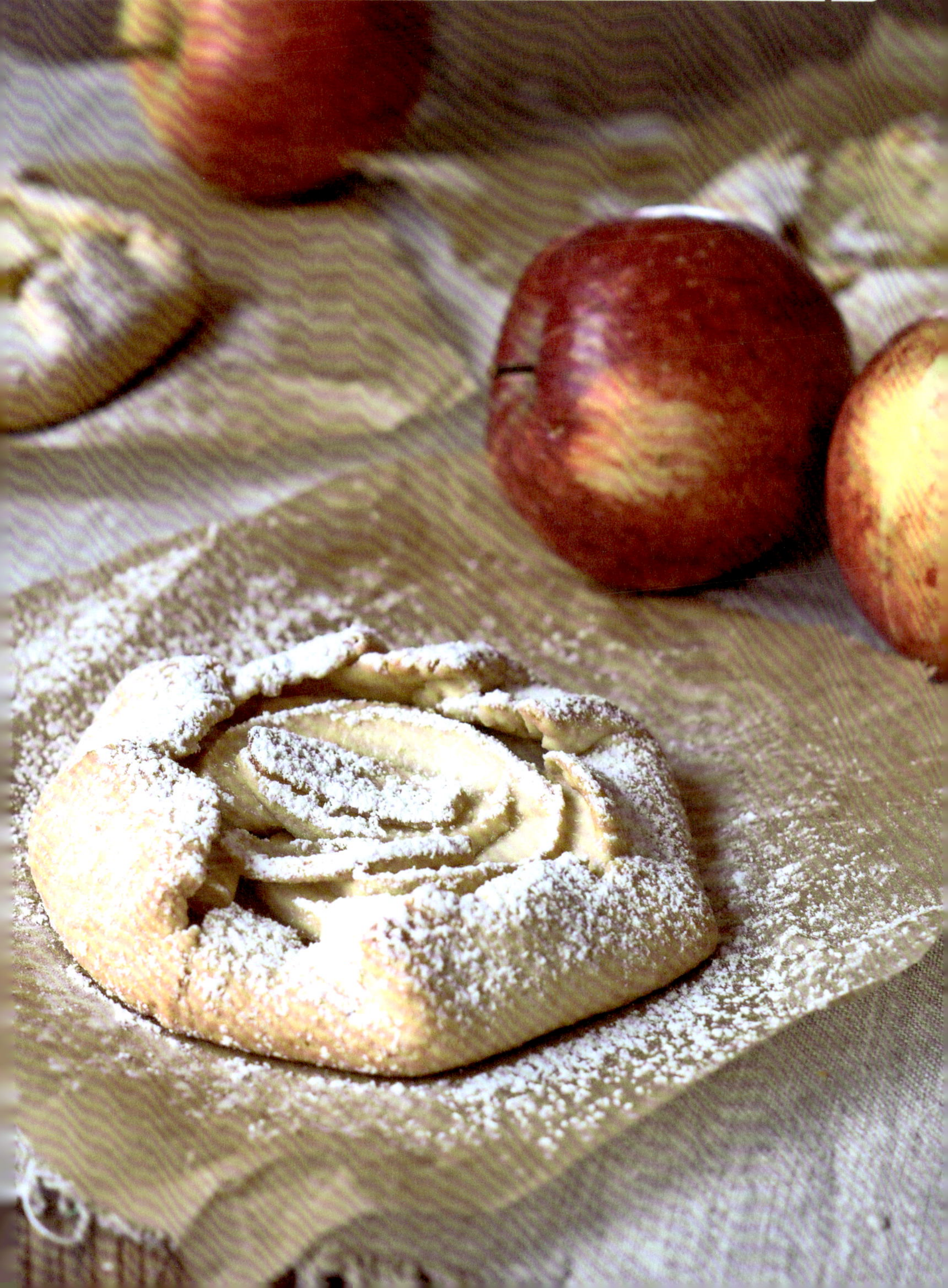

# Fluffige Blaubeer-Buttermilch-Muffins

Für 12 Stück

**Zubereitungszeit: 10 Minuten**
**Backzeit: 20 Minuten**

**Eine Portion enthält:**

| | |
|---|---|
| 221 kcal (925 kJ) | 10 g Fett |
| 5 g Eiweiß | 28 g Kohlenhydrate |

## Zutaten

100 g Zucker
2 Eier
100 ml Rapsöl
250 ml Buttermilch
300 g Weizenmehl
2 TL Weinstein-Backpulver
1 TL Natron
200 g frische Blaubeeren

## Zubereitung

1 Zucker mit den Eiern 3 Minuten weißschaumig aufschlagen. Danach das Öl und die Buttermilch unterrühren. Mehl mit Backpulver und Natron mischen. In zwei Portionen unter den Teig geben und gut vermengen.

2 Blaubeeren waschen und vorsichtig mit einem Löffel unter den Teig heben.

3 Eine Muffinbackform mit Förmchen auslegen und im vorgeheizten Backofen 20 Minuten bei 180 °C (Ober-/Unterhitze) backen. Auskühlen lassen und genießen!

**TIPP**

Die Muffins lassen sich auch prima mit Naturjoghurt statt Buttermilch backen, dann sollten Sie aber vom Mehl 20 Gramm weniger nehmen.

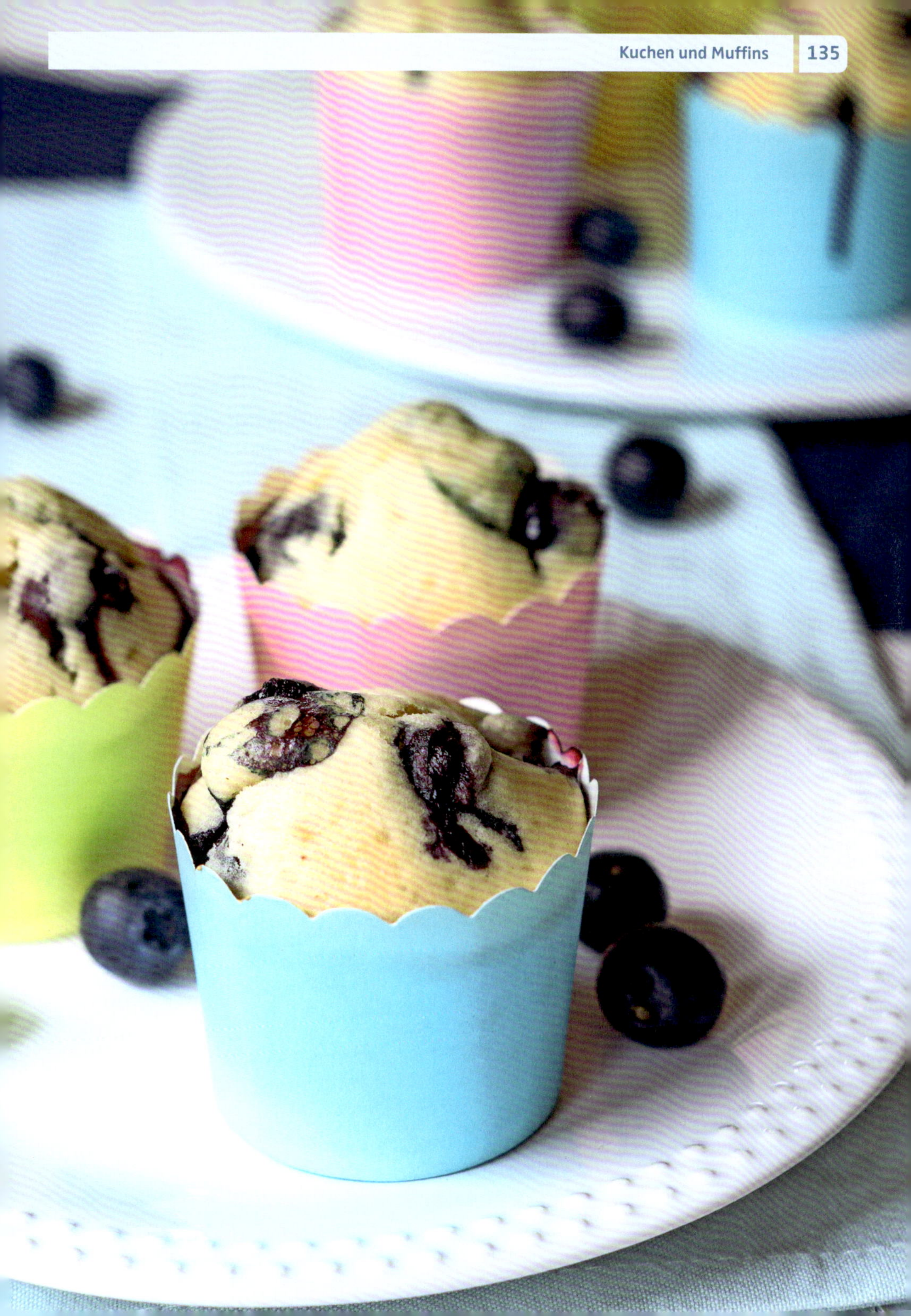

# Fruchtige Aprikosen-Galette

Für 8 Stücke

**Zubereitungszeit: 20 Minuten**
**Kühlzeit: 30 Minuten**
**Backzeit: 35 Minuten**

**Eine Portion enthält:**

| | |
|---|---|
| 207 kcal (865 kJ) | 8 g Fett |
| 4 g Eiweiß | 31 g Kohlenhydrate |

## Zutaten

- süßer Mürbeteig (Rezept siehe Seite 38)
- 500 g Aprikosen
- 2 EL brauner Zucker

## Zubereitung

1 Zuerst den Mürbeteig zubereiten. Während der Kühlzeit die Aprikosen vom Kern befreien und in dünne Spalten schneiden. Ein backblechgroßes Stück Backpapier auf der Arbeitsplatte ausbreiten. Den Mürbeteig darauf rund ausrollen. Den Teig mehrmals mit einer Gabel einstechen und mit einem Esslöffel braunem Zucker bestreuen.

2 Die Aprikosenspalten auf den Mürbeteig legen. Dabei etwa 3 bis 4 Zentimeter Rand lassen. Den Rand des Mürbeteigs mithilfe des Backpapiers über die Aprikosenspalten legen und leicht andrücken. Einen weiteren Esslöffel braunen Zucker über die Aprikosen streuen.

3 Die Aprikosen-Galette bei 175 °C (Ober-/Unterhitze) gut 35 Minuten im vorgeheizten Backofen backen.

**TIPP**

Die Aprikosen-Galette schmeckt lauwarm am besten. Sehr gut schmeckt frisch geschlagene Sahne dazu. Außerdem können Sie die Galette auch mit anderen Früchten wie Kirschen oder Blaubeeren füllen.

# Nektarinen-Streusel-Tarte

Für 12 Stücke

**Zubereitungszeit: 20 Minuten**
**Kühlzeit: 30 Minuten**
**Backzeit: 30 Minuten**

**Eine Portion enthält:**

| | |
|---|---|
| 249 kcal (1042 kJ) | 9 g Fett |
| 4 g Eiweiß | 37 g Kohlenhydrate |

## Zutaten

süßer Mürbeteig (Rezept siehe Seite 38)
6–8 Nektarinen (feste)
2 EL brauner Zucker

**Für die Streusel:**

75 g Dinkelmehl
40 g weißer Zucker
20 g brauner Zucker
50 g Butter

## Zubereitung

1 Mürbeteig zubereiten. Während der Kühlzeit die Füllung und die Streusel vorbereiten. Dafür zuerst die Nektarinen vom Kern lösen und in kleine Würfel schneiden. Für die Streusel alle Zutaten in eine Schüssel geben und mit den Händen zu Streuseln verkneten. Eine Tarteform ausbuttern und bemehlen.

2 Den Mürbeteig nach der Kühlzeit aus dem Kühlschrank holen und mit den Händen in die Form drücken. Dabei einen Rand hochziehen. Zwei Esslöffel braunen Zucker auf den Mürbeteig streuen und die Nektarinen-Würfel daraufgeben. Die Streusel auf der Tarte verteilen und 30 Minuten im vorgeheizten Backofen bei 180 °C (Ober-/Unterhitze) backen.

**TIPP**

Das Rezept lässt sich auch sehr gut mit Äpfeln, Johannisbeeren oder sonstigem verträglichen Obst umsetzen.

# Oma Bärbels Apfelkuchen

Für 12 Stücke

**Zubereitungszeit: 15 Minuten**
**Backzeit: 35 Minuten**

**Eine Portion enthält:**

| | |
|---|---|
| 186 kcal (777 kJ) | 7 g Fett |
| 3 g Eiweiß | 28 g Kohlenhydrate |

## Zutaten

- 80 g Zucker
- 80 g Butter
- 1 Ei
- 220 g Mehl
- 125 ml Milch
- 8 g Weinstein-Backpulver
- 4 Äpfel
- 1 EL Aprikosenmarmelade

## Zubereitung

1 Butter, Zucker und Ei mit einem Handrührgerät gut verrühren. Die Hälfte des Mehls mit dem Backpulver mischen und dazugeben. Alles gut untermischen. Danach die Milch dazugeben und ebenfalls verrühren. Zuletzt das restliche Mehl unterrühren und alles zu einem glatten Teig verarbeiten. Eine Springform (26 cm Ø) ausbuttern und bemehlen. Den Teig einfüllen und glatt streichen.

2 Die Äpfel schälen, vierteln, Kerngehäuse entfernen und die Viertel an der Oberseite fein einschneiden. Die Apfelstücke leicht in den Teig drücken. Die Aprikosenmarmelade mit einem Esslöffel Wasser verquirlen und auf die Äpfel streichen.

3 Den Apfelkuchen bei 200 °C (Ober-/Unterhitze) im vorgeheizten Backofen etwa 35 Minuten backen. Auskühlen lassen und vor dem Servieren mit Puderzucker bestreuen.

**TIPP**

Der Apfelkuchen schmeckt am besten lauwarm mit etwas frisch geschlagener Sahne.

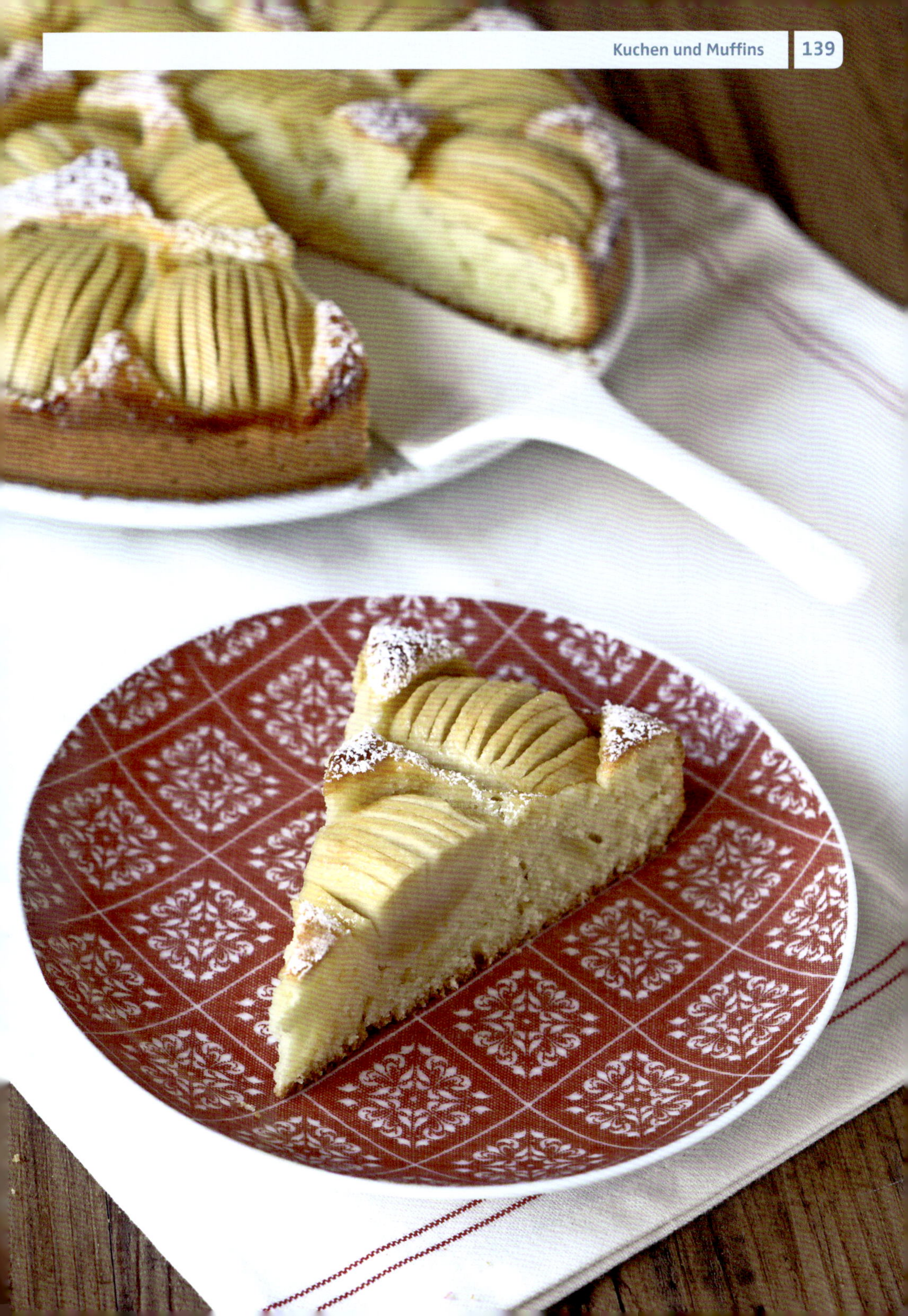

# Kirsch-Kokos-Muffins

Für 12 Stück

**Zubereitungszeit: 10 Minuten**
**Backzeit: 20 Minuten**

**Eine Portion enthält:**

| | |
|---|---|
| 147 kcal (614 kJ) | 5 g Fett |
| 4 g Eiweiß | 22 g Kohlenhydrate |

## Zutaten

**Für den Teig:**

- 2 Eier
- 100 g Zucker
- 200 ml Buttermilch
- 150 g Mehl
- 50 g Kokosflocken
- 7 g Weinstein-Backpulver
- 36 Kirschen

**Zum Bestreuen:**

- 20 g Kokosflocken
- 20 g Zucker

## Zubereitung

1 Da der Teig recht flüssig wird, am besten eine Schüssel verwenden, die einen Ausgießer hat oder den Teig nach der Zubereitung in einen Messbecher füllen. Die Eier mit dem Zucker schaumig schlagen. Danach die Buttermilch unterrühren. Das Mehl mit den Kokosflocken und dem Backpulver mischen und ebenfalls dazugeben. Alles zu einem glatten Teig verarbeiten. Den relativ flüssigen Teig am besten in die mit Papierförmchen ausgelegte Muffinbackform gießen und nicht löffelweise hineingeben.

2 Die Kirschen waschen, entsteinen und in jedes Förmchen drei Kirschen in den Teig legen. Zuletzt Zucker mit Kokosflocken vermischen und jeweils etwas davon über die Muffins streuen.

3 Bei 180 °C (Ober-/Unterhitze) im vorgeheizten Backofen etwa 20 Minuten backen. Vollständig auskühlen lassen und genießen.

**TIPP**

Die Muffins eignen sich auch prima für ein süßes Partybüfett, wenn Sie ein Mini-Muffinblech benutzen. Verbacken Sie dann jeweils eine Kirsche in einem Mini-Muffin und reduzieren Sie die Backzeit auf 12 Minuten.

# Latte-Macchiato-Biskuitrolle

Für 12 Stücke

**Zubereitungszeit: 25 Minuten**
**Backzeit: 12 Minuten**
**Kühlzeit: 30 Minuten**

**Eine Portion enthält:**

| | |
|---|---|
| 229 kcal (958 kJ) | 16 g Fett |
| 4 g Eiweiß | 18 g Kohlenhydrate |

## Zutaten

1 Biskuitteig (Rezept siehe Seite 46)

**Für die Creme:**

250 g Mascarpone

2 Tassen sehr starken Espresso

2 EL Puderzucker (+ etwas mehr zum Bestreuen)

200 g geschlagene Sahne

## Zubereitung

1 Den Biskuitteig zubereiten und zur Rolle gerollt auskühlen lassen.

2 Während der Kühlzeit die Creme herstellen. Dafür als Erstes sehr starken Espresso kochen und komplett abkühlen lassen. Mascarpone in eine Schüssel geben und mit dem kalten Espresso sowie dem Puderzucker verrühren. Die Sahne steif schlagen und locker unter die Mascarpone heben.

3 Biskuitrolle vorsichtig wieder auseinanderrollen und mit der Creme bestreichen.

4 Dann wieder aufrollen und auf einer Tortenplatte anrichten. Vor dem Servieren gut durchkühlen lassen und dick mit Puderzucker bestreuen.

**TIPP**

Espresso ist bei Histamin-Intoleranz in der Regel etwas besser verträglich als Kaffee. Zudem verzehren Sie bei einem Stück dieser Biskuitrolle nur eine geringe Menge Espresso, daher können Sie sich ab und zu ein Stück davon gönnen.

# Streuselkuchen

Für 12 Stücke

**Zubereitungszeit: 15 Minuten**
**Backzeit: 30 Minuten**

**Eine Portion enthält:**

| | |
|---|---|
| 263 kcal (1102 kJ) | 15 g Fett |
| 3 g Eiweiß | 29 g Kohlenhydrate |

## Zutaten

**Für den Rührteig:**

125 g weiche Butter
100 g weißer Zucker
2 Eier
125 g Mehl
1 TL Weinstein-Backpulver
1 Prise Salz

**Für die Streusel:**

75 g Butter
75 g Zucker
110 g Mehl

## Zubereitung

1 Als Erstes den Rührteig zubereiten. Dafür die Butter mit dem Zucker schaumig aufschlagen. Die beiden Eier einzeln dazugeben und jeweils gut verrühren. Das Mehl in zwei Portionen dazugeben und unterrühren. Dabei auch Backpulver und Salz hinzugeben.

2 Eine Springform (26 cm Ø) ausbuttern und bemehlen. Den Rührteig in die Form geben und gleichmäßig verstreichen.

3 Für die Streusel Butter, Zucker und Mehl grob mit den Händen verkneten und auf den Rührteig streuen. Den Streuselkuchen bei 200 °C im vorgeheizten Backofen etwa 25 Minuten backen.

**TIPP**

Kombinieren Sie den Streuselkuchen doch mal mit verträglichen Früchten wie Blaubeeren oder Johannisbeeren. Sie passen sehr gut und können einfach auf dem Rührteig verteilt mitgebacken werden.

# Käsekuchen

Für 12 Stücke

**Zubereitungszeit: 25 Minuten**
**Kühlzeit: 30 Minuten**
**Backzeit: 70 Minuten**

**Eine Portion enthält:**

| | |
|---|---|
| 328 kcal (1371 kJ) | 12 g Fett |
| 14 g Eiweiß | 40 g Kohlenhydrate |

## Zutaten

**Für den Mürbeteig:**

250 g Mehl
125 g Butter
80 g Zucker
1 Ei
Backerbsen zum Blindbacken

**Für die Käsemasse:**

5 Eier
150 g feiner Zucker
750 g Quark
1 Vanilleschote
50 g Speisestärke

## Zubereitung

1 Alle Zutaten für den Mürbeteig in eine Schüssel geben und mit den Knethaken des Handmixers zu einem glatten Teig verkneten. Eventuell noch etwas Mehl dazugeben und mit den Händen verkneten, bis der Teig nicht mehr klebt. In Frischhaltefolie gewickelt etwa 30 Minuten im Kühlschrank ruhen lassen. Eine Springform (26 cm Ø) ausbuttern und bemehlen. Den Mürbeteig in die Form drücken und einen etwa einen Zentimeter hohen Rand ziehen. Ein rund zurechtgeschnittenes Stück Backpapier auf den Mürbeteig legen und mit Backerbsen beschweren. Den Mürbeteig im heißen Ofen bei 200 °C (Ober-/Unterhitze) 10 Minuten vorbacken.

2 In der Zwischenzeit die Käsemasse zubereiten. Als Erstes die fünf Eier trennen. Das Eigelb mit dem Zucker gut 1 Minute schaumig schlagen. Den Quark dazugeben, die Vanilleschote auskratzen und beides unterrühren. Danach die Speisestärke unterheben. Zuletzt das Eiweiß sehr steif schlagen und vorsichtig unter die Käsemasse heben. Diese auf den vorgebackenen Mürbeteig geben (Backerbsen und Backpapier natürlich vorher entfernen). Die Hitze im Ofen auf 160 °C (Ober-/Unterhitze) reduzieren und den Käsekuchen etwa 60 Minuten fertig backen.

3 Den Ofen öffnen und den Käsekuchen im Ofen lassen, bis der Ofen wieder komplett kalt ist. Dann erst den Käsekuchen herausnehmen und vollständig abkühlen lassen.

# KEKSE UND KLEINES GEBÄCK

## Weiße-Schokolade-Cookies

Für 20 Stück

**Zubereitungszeit: 15 Minuten**
**Backzeit: 12 Minuten**

**Eine Portion enthält:**

| | |
|---|---|
| 221 kcal (926 kJ) | 11 g Fett |
| 3 g Eiweiß | 28 g Kohlenhydrate |

### Zutaten

- 170 g weiche Butter
- 150 g brauner Zucker
- 90 g weißer Zucker
- 1 Ei
- 1 Eigelb
- 280 g Dinkelmehl
- ½ TL Natron
- 200 g weiße Schokolade

### Zubereitung

1 Butter mit den beiden Zuckerarten mindestens 2 Minuten aufschlagen. Dann das Ei und das Eigelb zufügen und nur kurz vermischen. Mehl und Natron mit den Knethaken des Handmixers unterrühren. Zuletzt die Schokolade in grobe Stücke hacken und unter den Teig heben.

2 Mit den Händen etwa walnussgroße Kugeln formen und auf ein mit Backpapier ausgelegtes Backblech setzen. Es passen immer neun Kugeln auf ein Blech. Der Abstand zwischen ihnen muss relativ groß sein, da die Kugeln auseinanderlaufen und zu flachen Cookies werden.

3 Die Cookies dann im vorgeheizten Backofen bei 190 °C (Ober-/Unterhitze) etwa 10 bis 12 Minuten backen.

**TIPP**

Achten Sie bei der weißen Schokolade darauf, dass keine Sojalecithine enthalten sind, dann ist diese Schokolade bei Histamin-Intoleranz gut verträglich.

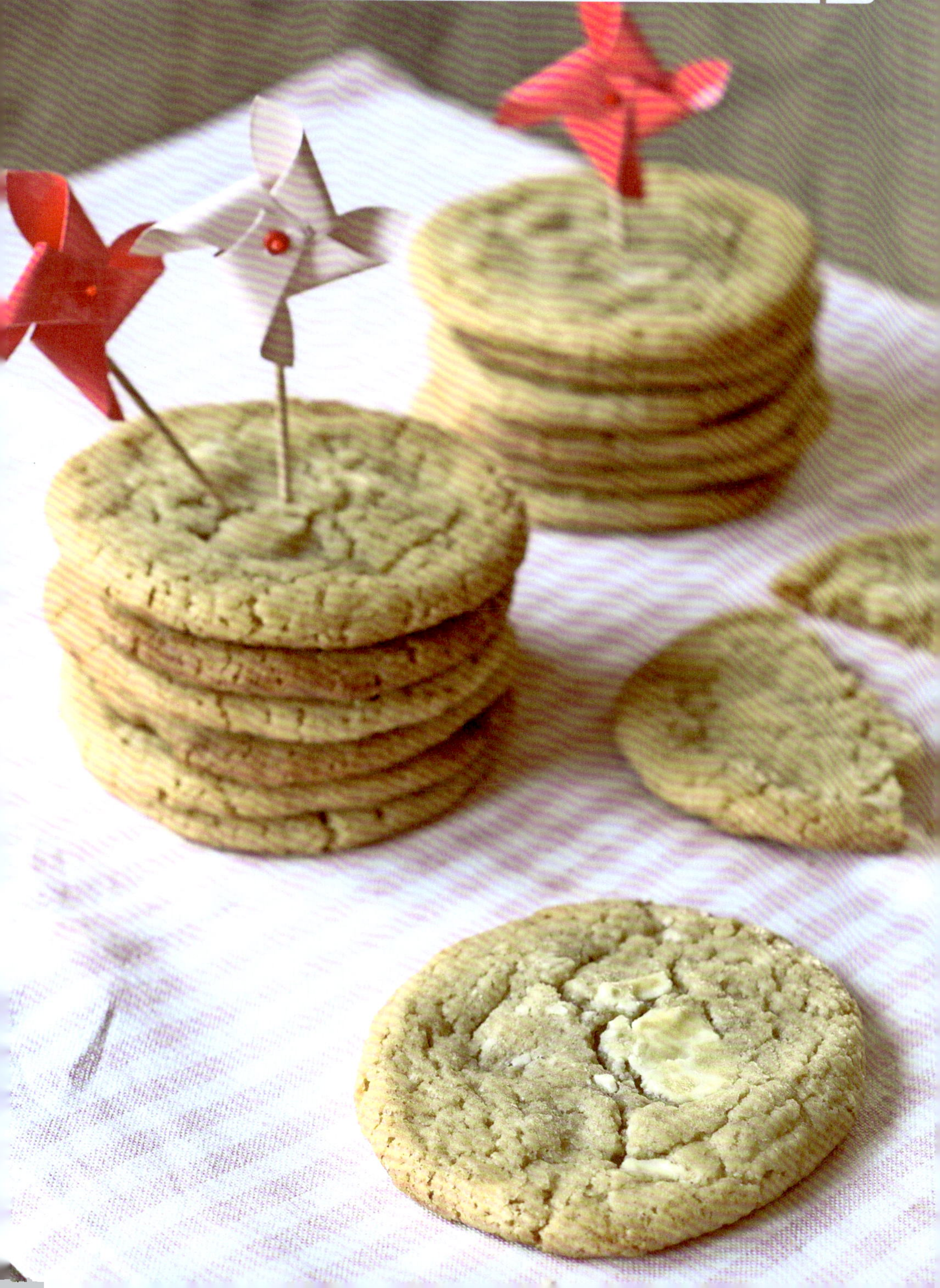

# Johannisbeer-Streuseltaler

Für 6 Stück

**Zubereitungszeit: 20 Minuten**
**Wartezeit: 60 Minuten**
**Backzeit: 18 Minuten**

**Eine Portion enthält:**

| | |
|---|---|
| 564 kcal (2360 kJ) | 23 g Fett |
| 9 g Eiweiß | 79 g Kohlenhydrate |

## Zutaten

1 Hefeteig (Rezept siehe Seite 41)

**Für den Belag:**

250 g Johannisbeeren

**Für die Streusel:**

120 g Mehl

100 g Butter

100 g Zucker

## Zubereitung

1 Hefeteig wie im Grundrezept angegeben zubereiten.

2 Ist der Hefeteig gut aufgegangen, diesen in sechs Teile aufteilen und einzeln etwa einen halben Zentimeter dick rund ausrollen. Die Hefekreise auf ein mit Backpapier ausgelegtes Backblech legen. Es passen drei Kreise auf ein Blech, sodass zwei Bleche nacheinander gebacken werden müssen.

3 Die Johannisbeeren abzupfen und waschen. Danach gleichmäßig auf den Hefekreisen verteilen.

4 Aus Butter, Zucker und Mehl mit den Händen Streusel kneten. Diese über die Johannisbeeren verteilen.

5 Im vorgeheizten Backofen bei 180 °C (Ober-/Unterhitze) etwa 18 Minuten backen.

**TIPP**

Die Streuseltaler können Sie natürlich auch mit anderem verträglichen Obst wie Rhabarber, Brombeeren oder Blaubeeren backen. Oder Sie probieren eine Variante ganz ohne Obst.

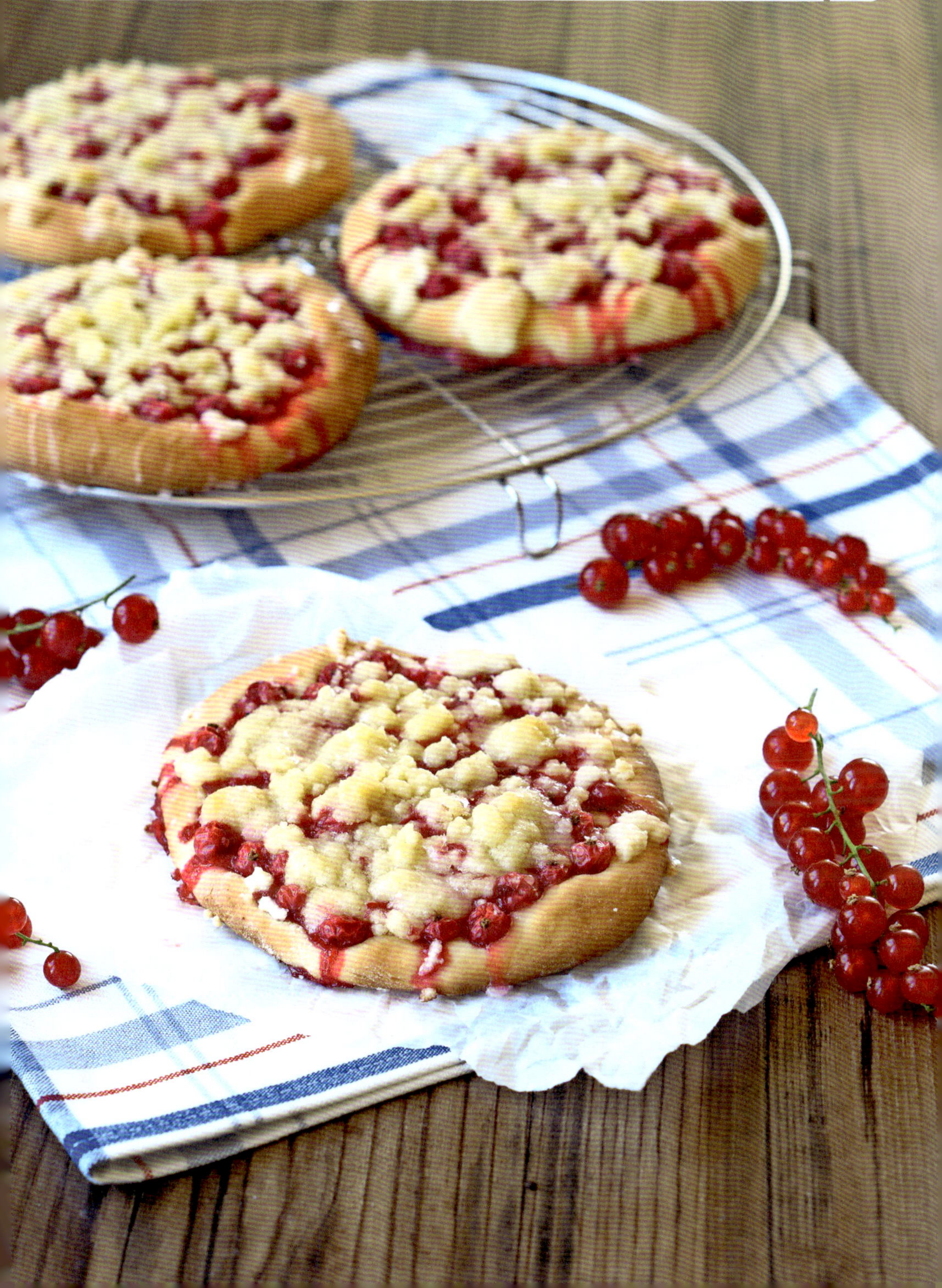

## Stollen-Konfekt mit Cranberrys

Für 30 Stück

**Zubereitungszeit: 15 Minuten**
**Backzeit: 12 Minuten**

**Eine Portion enthält:**

| | |
|---|---|
| 104 kcal (436 kJ) | 4 g Fett |
| 2 g Eiweiß | 14 g Kohlenhydrate |

### Zutaten

- 75 g Butter
- 80 g Zucker
- 150 g Quark
- 300 g Mehl
- 10 g Weinstein-Backpulver
- 80 g getrocknete Cranberrys

**Zum Wälzen:**

- 80 g Butter
- 100 g Puderzucker

### Zubereitung

1 Butter mit dem Zucker 2 Minuten schaumig rühren. Den Quark dazugeben und gut untermischen. Danach das Mehl samt Backpulver unterheben und alles zu einem glatten Teig verarbeiten. Zuletzt die Cranberrys klein schneiden und unter den Teig kneten.

2 Aus dem Stollenteig eine dicke Rolle formen und ein Zentimeter dicke Scheiben abschneiden, sodass kleine Stollen-Stücke entstehen. Das Stollen-Konfekt auf ein mit Backpapier ausgelegtes Backblech legen und im vorgeheizten Backofen bei 200 °C (Ober-/Unterhitze) 12 Minuten backen.

3 Stollen-Konfekt etwas abkühlen lassen. Noch leicht warm mit geschmolzener Butter bestreichen und in Puderzucker wälzen.

**TIPP**

Das Stollenkonfekt schmeckt auch prima mit getrockneten Aprikosen oder anderen verträglichen Trockenfrüchten. Achten Sie aber darauf, nur ungeschwefelte Früchte zu kaufen.

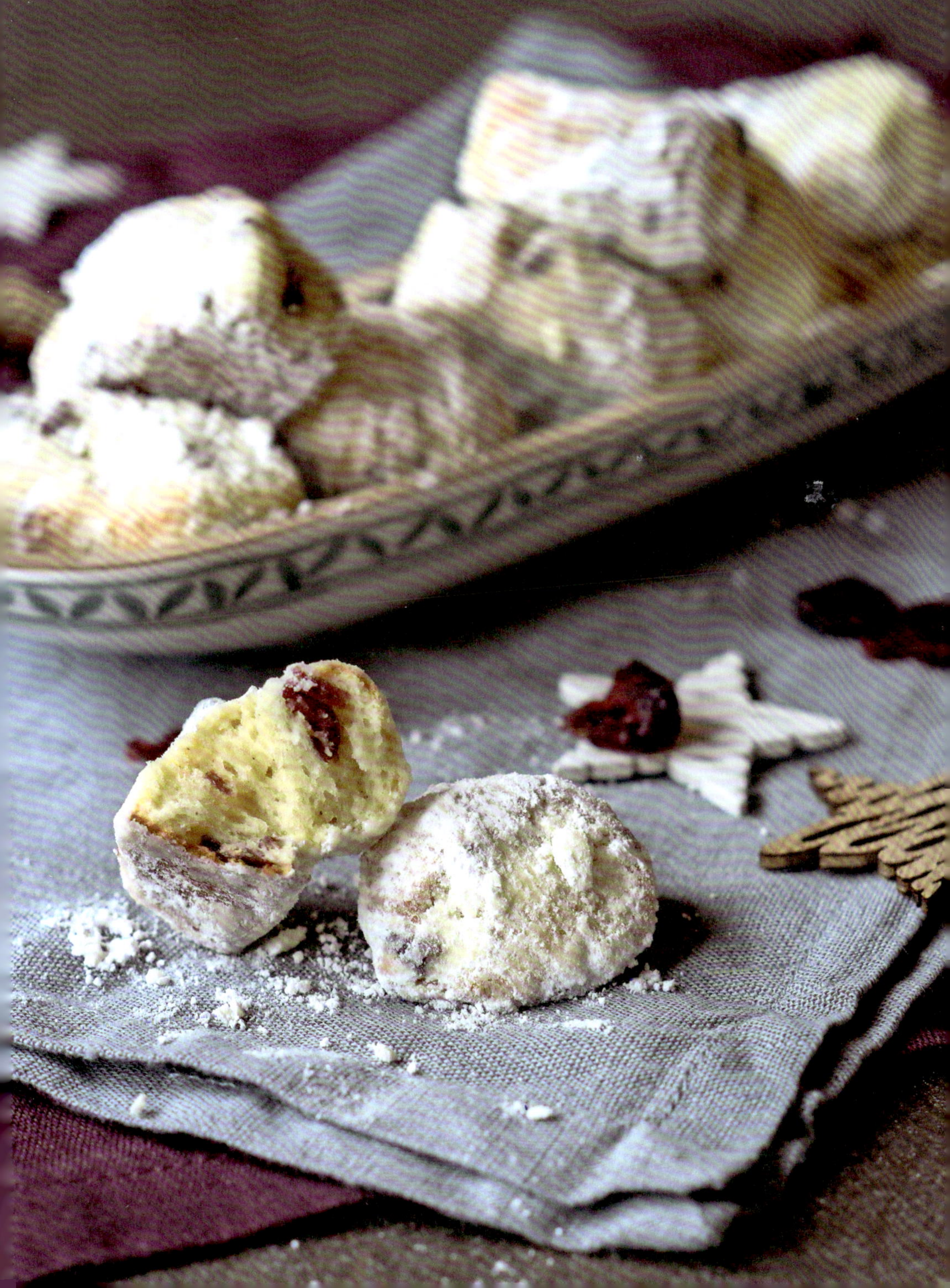

# Cranberry-Cookies

Für 30 Stück

**Zubereitungszeit: 15 Minuten**
**Backzeit: 12 Minuten**

**Eine Portion enthält:**

| | |
|---|---|
| 110 kcal (459 kJ) | 5 g Fett |
| 1 g Eiweiß | 15 g Kohlenhydrate |

## Zutaten

- 170 g Butter
- 150 g weißer Zucker
- 75 g brauner Zucker
- 1 Ei
- 1 Eigelb
- 150 g Mehl
- 20 g Speisestärke
- ½ TL Natron
- 125 g getrocknete Cranberrys

## Zubereitung

1 Als Erstes die Butter zerlassen. Die geschmolzene Butter dann mit beiden Zuckerarten 2 Minuten schaumig aufschlagen. Danach nacheinander das Ei sowie das Eigelb unterrühren. In einer Schüssel das Mehl mit der Speisestärke und dem Natron mischen und unter den Teig rühren. Zuletzt die getrockneten Cranberrys unterheben.

2 Aus dem Cookie-Teig mit den Händen walnussgroße Kugeln formen und auf ein Blech setzen. Es passen immer neun Kugeln auf ein Blech. Der Abstand zwischen ihnen muss relativ groß sein, da die Kugeln auseinanderlaufen und zu flachen Cookies werden.

3 Die Cookies bei 150 °C (Ober-/Unterhitze) im vorgeheizten Backofen etwa 10 bis 12 Minuten backen.

**TIPP**

Nach dem Backen sind die Cookies noch extrem weich, daher sollten sie mindestens 10 Minuten abkühlen. Dabei ziehen sie sich leicht zusammen und erhalten ihre typische Form.

# Brandteig-Donuts

Für 8 Stück

**Zubereitungszeit: 25 Minuten**
**Backzeit: 20 Minuten**
**Abkühlzeit: 20 Minuten**

**Eine Portion enthält:**

| | |
|---|---|
| 130 kcal (542 kJ) | 7 g Fett |
| 3 g Eiweiß | 13 g Kohlenhydrate |

## Zutaten

125 ml Wasser
50 g Butter
1 Prise Salz
20 g Zucker
80 g Mehl
2 Eier
1 Eigelb

**Für den Guss:**

4 EL Puderzucker
1–2 EL Wasser

## Zubereitung

1 Für den Brandteig Wasser, Zucker, Butter und Salz in einen Topf geben und unter Rühren aufkochen lassen. Den Topf vom Herd nehmen und das Mehl in einem Schwung hinzugeben. Mit einem Kochlöffel zu einer glatten Masse rühren.

2 Den Topf wieder auf die heiße Herdplatte stellen und den Teig von allen Seiten insgesamt etwa 1 Minute abbrennen, indem der Teig mit einem Löffel im Topf entlang der Seiten gerührt wird. Den abgebrannten Teig in eine Rührschüssel geben und etwa 5 Minuten abkühlen lassen.

3 Die beiden Eier sowie das Eigelb einzeln zum Teig geben und mit den Quirlen des Handmixers gut verrühren. Den Brandteig in einen Spritzbeutel geben und Kreise auf ein mit Backpapier ausgelegtes Backblech spritzen. Die Donuts gehen noch etwas auf, also genug Abstand lassen.

4 Im vorgeheizten Backofen bei 200 °C (Ober-/Unterhitze) etwa 20 Minuten backen. Danach gut auskühlen lassen.

5 Aus Puderzucker und Wasser mit einem Schneebesen einen dicken Guss herstellen und dick auf die Donuts streichen.

**TIPP**

Sie können die Donuts auch mittig aufschneiden und mit Sahne und frischen, verträglichen Früchten wie Blaubeeren oder Johannisbeeren füllen.

# Waffeleisen-Plätzchen mit Apfelmus

Für 40 Stück

**Zubereitungszeit: 10 Minuten**
**Kühlzeit: 60 Minuten**
**Backzeit: 20 Minuten**

**Eine Portion enthält:**

| | |
|---|---|
| 64 kcal (268 kJ) | 3 g Fett |
| 1 g Eiweiß | 8 g Kohlenhydrate |

## Zutaten

100 g Apfelmus
90 g Zucker
150 g Butter
300 g Mehl
1 Prise Salz

## Zubereitung

1 Apfelmus mit dem Zucker und der Butter cremig rühren. Danach Salz unter das Mehl mischen und dazugeben. Alle Zutaten zu einem glatten Teig verarbeiten. Den Plätzchenteig in Frischhaltefolie wickeln und etwa 60 Minuten in den Kühlschrank stellen.

2 Aus dem Teig mit den Händen 40 walnussgroße Kugeln formen. Die Apfel-Plätzchen nach und nach im Herz-Waffeleisen ausbacken. Dabei immer fünf Kugeln (eine in jedem Herz) zugleich backen. Die Plätzchen müssen je nach Waffeleisen etwa 2 Minuten backen.

**TIPP**

Die Plätzchen können auch mit etwas Zimt verfeinert werden. Und statt Apfelmus können Sie als Alternative auch Aprikosenmus nehmen.

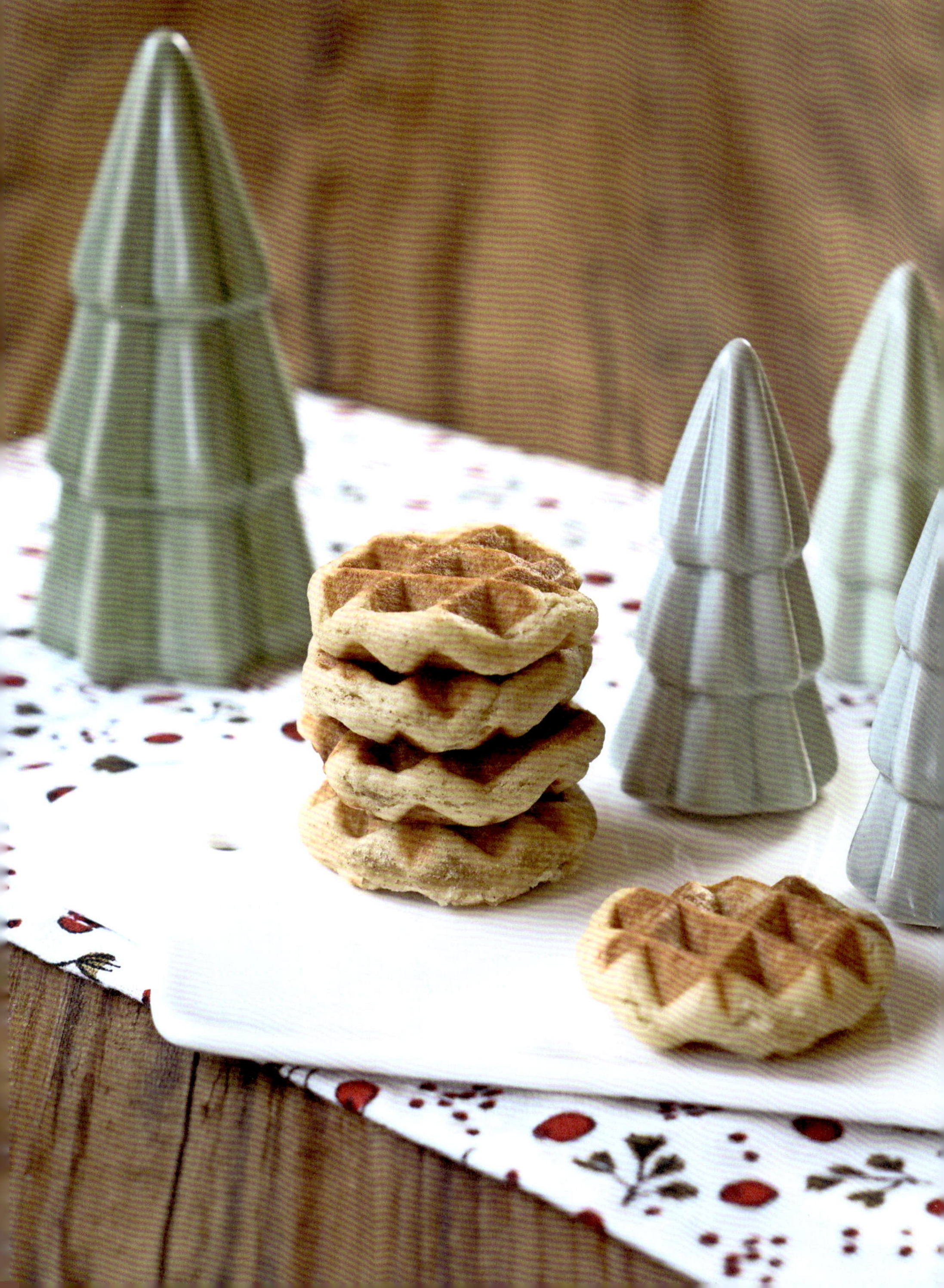

# Vanille-Kipferl

Für 20 Stück

**Zubereitungszeit: 10 Minuten**
**Kühlzeit: 30 Minuten**
**Backzeit: 20 Minuten**

**Eine Portion enthält:**

| | |
|---|---|
| 98 kcal (411 kJ) | 5 g Fett |
| 1 g Eiweiß | 11 g Kohlenhydrate |

## Zutaten

40 g weißer Zucker
120 g Butter
1 Eigelb
150 g Mehl
40 g Speisestärke
1 Päckchen Vanillinzucker

**Zum Wälzen:**

3 EL Vanillinzucker

## Zubereitung

1 Alle Zutaten (außer die zum Wälzen) in eine Schüssel geben und mit den Knethaken des Handmixers verkneten. Danach nochmals mit den Händen gut durchkneten und abdeckt mindestens 30 Minuten kühl stellen.

2 Aus dem Teig 20 walnussgroße Kugeln formen. Diese etwas flach drücken und ausrollen. Spitzen nach innen biegen und so die Kipferl formen. Ein Backblech mit Backpapier auslegen und die Kipferl darauflegen. Im vorgeheizten Backofen bei 150 °C (Ober-/Unterhitze) etwa 20 Minuten backen lassen.

3 Auf einem Rost etwas abkühlen lassen und die Vanille-Kipferl noch warm im Vanillinzucker wälzen. Vorsicht, die warmen Kipferl sind noch sehr zerbrechlich.

**TIPP**

Das künstliche Vanillin wird bei Histamin-Intoleranz oftmals besser vertragen als fermentierte Vanilleschoten oder echter Vanillezucker. Probieren Sie Vanille in jedem Fall vorsichtig aus.

## Haferflocken-Kekse

Für 15 Stück

**Zubereitungszeit: 5 Minuten**
**Backzeit: 10 Minuten**

**Eine Portion enthält:**

| | |
|---|---|
| 97 kcal (408 kJ) | 5 g Fett |
| 1 g Eiweiß | 12 g Kohlenhydrate |

### Zutaten

- 80 g Butter
- 60 g brauner Zucker
- 100 g feine Haferflocken
- ½ TL Weinstein-Backpulver
- 80 g Mehl

### Zubereitung

1 Zuerst die Butter zerlassen und mit dem braunen Zucker mischen, sodass sich dieser etwas auflöst. Danach die Haferflocken mit Weinstein-Backpulver und Mehl mischen. Die Butter-Zucker-Mischung dazugeben und alles gut mit den Knethaken des Handmixers verkneten.

2 Mit den Händen kleine Kugeln formen und auf einem mit Backpapier ausgelegten Backblech flach drücken, ca. 1,5–2 cm dick.

3 Die Haferflocken-Kekse im vorgeheizten Backofen bei 180 °C (Ober-/Unterhitze) 10 Minuten kross backen. Komplett auskühlen lassen und genießen.

## Kokos-Crossies

Für 20 Stück

**Zubereitungszeit: 10 Minuten**
**Kühlzeit: 20 Minuten**

**Eine Portion enthält:**

| | |
|---|---|
| 95 kcal (397 kJ) | 6 g Fett |
| 1 g Eiweiß | 9 g Kohlenhydrate |

### Zutaten

- 25 g Kokosfett
- 200 g weiße Schokolade
- 60 g Kokosflocken
- 60 g Cornflakes

### Zubereitung

1 In einem Topf zuerst das Kokosfett zusammen mit der weißen Schokolade schmelzen, leicht abkühlen lassen und mit Kokosflocken und Cornflakes vermischen.

2 Mit einem Löffel auf ein mit Alufolie ausgelegtes Backblech kleine Portionen geben und im Kühlschrank fest werden lassen.

**TIPP**

Wenn Sie keinen Kokosgeschmack mögen, können Sie die Kokosflocken weglassen. Das Kokosfett hat auf den Geschmack keinen Einfluss.

# Apfel-Quarkballen

Für 9 Stück

**Zubereitungszeit: 10 Minuten**
**Backzeit: 25 Minuten**

**Eine Portion enthält:**

| | |
|---|---|
| 308 kcal (1288 kJ) | 12 g Fett |
| 7 g Eiweiß | 44 g Kohlenhydrate |

## Zutaten

- 3 mittelgroße Äpfel
- 200 g Quark
- 100 ml Rapsöl
- 80 g Zucker
- 1 TL Zimt
- 300 g Mehl
- 10 g Weinstein-Backpulver

**Zum Wälzen:**

- 20 g Zucker

## Zubereitung

1 Äpfel schälen, entkernen und in grobe Würfel schneiden.

2 Quark, Rapsöl, Zucker und Zimt gut verrühren, bis eine gleichmäßige Masse entsteht. Das Mehl mit dem Weinstein-Backpulver vermischen und mit den Händen unterkneten. Danach die Apfelwürfel ebenfalls mit den Händen unter den Teig kneten.

3 Aus dem Teig neun Ballen formen und auf ein mit Backpapier ausgelegtes Backblech legen. Im vorgeheizten Backofen 25 Minuten bei 180 °C (Ober-/Unterhitze) backen. Danach noch heiß in etwas Zucker wälzen und lauwarm genießen.

**TIPP**

Die Quarkballen können Sie mit jeglichem verträglichen Obst zubereiten. Prima schmecken auch Johannisbeeren oder frischer Rhabarber.

## Mini-Amerikaner

Für 12 Stück

**Zubereitungszeit: 10 Minuten**
**Backzeit: 12 Minuten**
**Abkühlzeit: 30 Minuten**

**Eine Portion enthält:**

| | |
|---|---|
| 203 kcal (850 kJ) | 7 g Fett |
| 3 g Eiweiß | 32 g Kohlenhydrate |

### Zutaten

- 80 g Butter
- 90 g Zucker
- 1 Ei
- 1 Prise Salz
- 75 ml Buttermilch
- ½ TL Natron
- 200 g Mehl

**Für den Guss:**

- 150 g Puderzucker
- 1 EL Wasser

### Zubereitung

1 Butter mit Zucker, Ei und einer Prise Salz einige Minuten lang aufschlagen. Buttermilch zufügen und kurz unterrühren. Das Mehl in zwei Portionen zum Teig geben und jeweils gründlich vermengen. Das Natron währenddessen ebenfalls dazugeben.

2 Aus dem Teig mit zwei Löffeln kleine Bällchen auf ein mit Backpapier ausgelegtes Backblech geben. Dabei zwischen den Bällchen genug Abstand lassen, da der Teig noch etwas verläuft. Es passen immer neun Amerikaner auf ein Blech. Diese dann im vorgeheizten Backofen bei 180 °C (Ober-/Unterhitze) 12 Minuten backen.

3 Die Amerikaner danach vollständig auf einem Gitter auskühlen lassen. Währenddessen den Guss aus Wasser und Puderzucker herstellen. Der Guss sollte klümpchenfrei und sehr dickflüssig sein (gegebenenfalls noch etwas Puderzucker zugeben). Guss dann großzügig auf die Amerikaner streichen und fest werden lassen.

**TIPP**

Die Amerikaner schmecken am besten frisch. Ein Zubereiten im Voraus oder auf Vorrat ist nicht empfehlenswert.

# NACHTISCH

## Haferflocken-Crumble mit Beeren

Für 4 Portionen

**Zubereitungszeit: 15 Minuten**
**Backzeit: 25 Minuten**

**Eine Portion enthält:**

| | |
|---|---|
| 258 kcal (1079 kJ) | 10 g Fett |
| 5 g Eiweiß | 36 g Kohlenhydrate |

### Zutaten

- 300 g Blaubeeren
- 100 g Johannisbeeren
- 50 g kernige Haferflocken
- 120 g Weizenmehl
- 40 g Butter
- 3 EL Agavendicksaft

### Zubereitung

1 Blaubeeren waschen und vorsichtig trocken tupfen. Johannisbeeren abzupfen, waschen und ebenfalls trocken tupfen. Beide Beerensorten auf vier ofenfeste Schälchen verteilen.

2 Haferflocken, Mehl, Butter und Agavendicksaft in eine Schüssel geben und mit den Händen zu Streuseln kneten.

3 Die Streusel über dem Obst verteilen und im vorgeheizten Backofen etwa 25 Minuten bei 180 °C (Ober-/Unterhitze) backen. Am besten lauwarm genießen.

**TIPP**

Der Crumble schmeckt auch prima mit anderem verträglichen Obst. Probieren Sie ihn doch mal mit Äpfeln oder Rhabarber. Dazu schmeckt auch eine Kugel Eis sehr gut.
Ein histaminarmes Rezept finden Sie auf Seite 47.

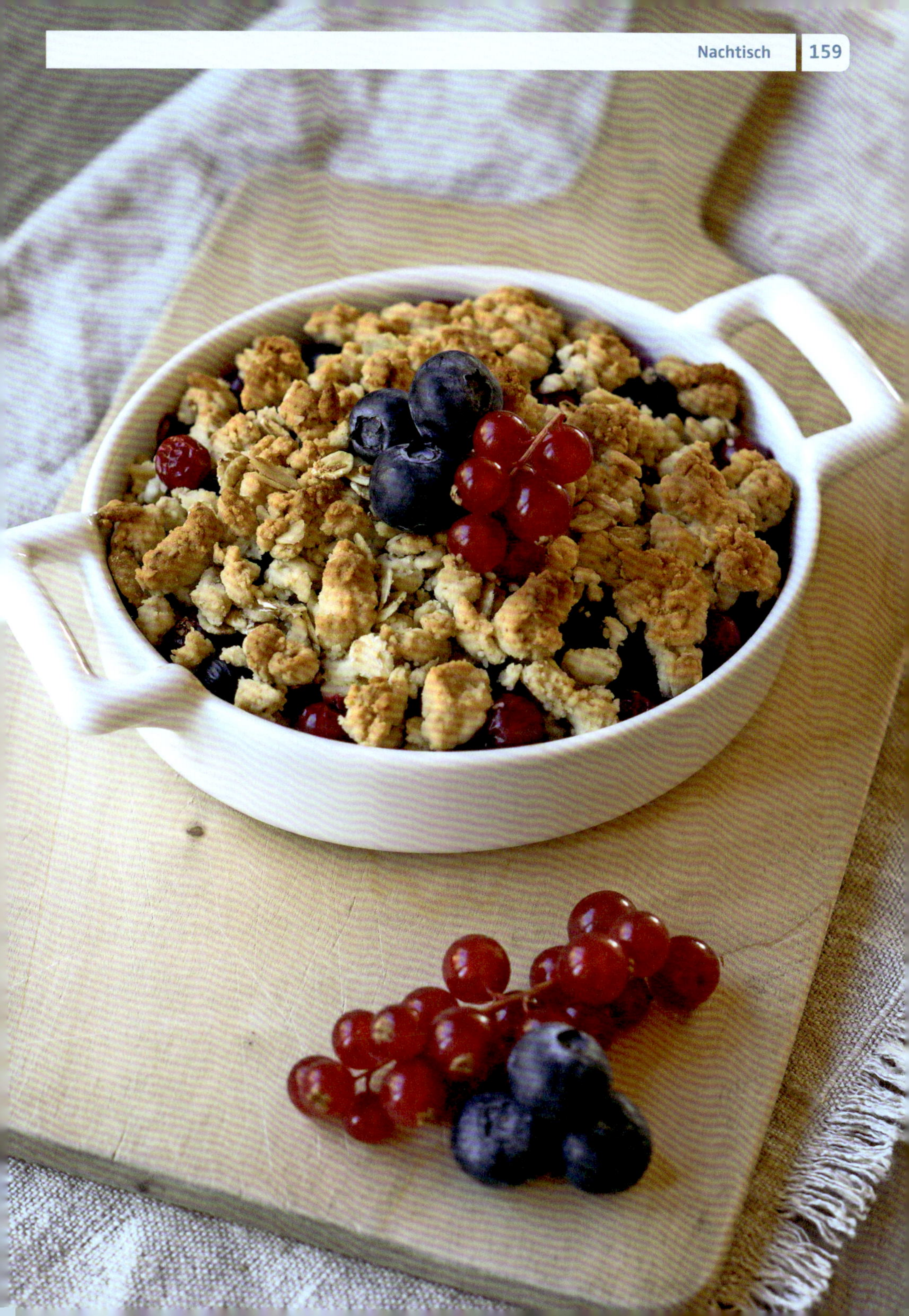

# Crème brulée

Für 4 Portionen

**Zubereitungszeit: 15 Minuten**
**Ruhezeit: 30 Minuten**
**Garzeit: 50 Minuten**
**Kühlzeit: mindestens 4 Stunden**

**Eine Portion enthält:**

| | |
|---|---|
| 259 kcal (1084 kJ) | 20 g Fett |
| 3 g Eiweiß | 17 g Kohlenhydrate |

## Zutaten

- 2 Eier
- 200 ml Sahne
- 50 ml Milch
- 40 g Zucker + 2 EL
- 1 Vanilleschote

## Zubereitung

1 Die Eier trennen, das Eigelb zusammen mit Sahne, Milch, Zucker und dem Mark der ausgekratzten Vanilleschote kurz mit den Quirlen des Handmixers verrühren. Die Masse etwa 30 Minuten ruhen lassen. Währenddessen den Backofen auf 150 °C (Ober-/Unterhitze) vorheizen.

2 Crème-brulée-Masse nach der Ruhezeit durch ein Sieb in vier ofenfeste Förmchen gießen. Förmchen in eine Fettpfanne stellen und in diese heißes Wasser gießen. Die Crème brulée 50 Minuten im Backofen garen.

3 Nach der Garzeit die Crème brulée komplett auskühlen lassen und mindestens 4 Stunden im Kühlschrank durchziehen lassen.

4 Vor dem Servieren mit Zucker bestreuen und mit einem Flambierbrenner karamellisieren.

**TIPP**

Crème brulée lässt sich sehr gut vorbereiten, und ist daher ein tolles Dessert für eine größere Gästerunde. Sollten Sie Vanille aufgrund der Fermentierung nicht gut vertragen, können Sie das künstliche Vanillin verwenden. Fügen Sie dann statt dem Vanillemark einfach zwei Päckchen Vanillin hinzu.

# Kaiserschmarren

Für 4 Portionen

**Zubereitungszeit: 15 Minuten**
**Backzeit: 8 Minuten**

**Eine Portion enthält:**

| | |
|---|---|
| 332 kcal (1389 kJ) | 16 g Fett |
| 10 g Eiweiß | 38 g Kohlenhydrate |

## Zutaten

- 3 Eier
- 3 EL Zucker
- 200 ml Milch
- 135 g Mehl

**Zum Ausbacken:**

- 1 ½ EL Butter
- 1 EL Öl
- ½ EL Zucker

**Zum Bestäuben:**

- etwas Puderzucker

## Zubereitung

1 Als Erstes die Eier trennen. Das Eiweiß beiseitestellen. Die Eigelb zusammen mit dem Zucker gut 2 bis 3 Minuten schaumig aufschlagen. Das Mehl und die Milch abwechselnd darunter rühren, bis ein glatter Teig entsteht. Das Eiweiß sehr steif schlagen und locker unter die Masse heben.

2 In einer Pfanne einen Esslöffel Öl und einen halben Esslöffel Butter bei mittlerer Hitze schmelzen. Etwa die Hälfte des Teigs in die Pfanne gleiten lassen (die Teighöhe sollte etwa 1,5 cm betragen). Kaiserschmarren bei mittlerer Hitze 5 Minuten stocken lassen.

3 Anschließend den Schmarren mit einem Pfannenwender vierteln und umdrehen. Noch einen Esslöffel Butter in die Pfanne geben und einen halben Esslöffel Zucker über den Kaiserschmarren streuen, damit er leicht karamellisiert. Nach etwa 1 bis 2 Minuten die Teigviertel mit dem Pfannenwender auseinanderreißen, in eine kleine Schüssel geben und warm stellen. Die andere Hälfte des Teiges genauso ausbacken.

**TIPP**

Das Rezept ist für vier Nachspeisen-Portionen ausreichend und schmeckt sehr gut mit frischem Apfelmus. Als Hauptspeise reicht die Zutatenmenge für zwei Portionen.

# Rhabarber-Trifle

Für 6 Personen

**Zubereitungszeit: 20 Minuten**
**Wartezeit: 60 Minuten**

**Eine Portion enthält:**

| | |
|---|---|
| 489 kcal (2050 kJ) | 31 g Fett |
| 8 g Eiweiß | 45 g Kohlenhydrate |

## Zutaten

- 15 Haferflocken-Kekse (Rezept siehe Seite 155)
- 750 g Rhabarber
- 5 EL Zucker
- 1 EL Speisestärke
- 200 g Sahne
- 450 g griechischer Joghurt

## Zubereitung

1 Die Haferflocken-Kekse sollten bereits fertig gebacken und abgekühlt bereitliegen, bevor Sie mit der Zubereitung des Trifles beginnen.

2 Für das Rhabarberkompott Rhabarber abziehen, in große Stücke schneiden und in einen Topf geben. Mit zwei Esslöffeln Zucker vermischen und 10 Minuten stehen lassen. Den Rhabarber danach mit dem gezogenen Saft aufkochen lassen und etwa 5 Minuten köcheln lassen, bis er zerfällt. Speisestärke mit einem Esslöffel Wasser vermischen und zum Kompott geben. Noch mal 1 Minute köcheln lassen, dann das Kompott komplett abkühlen lassen. In einer Schüssel den griechischen Joghurt mit drei Esslöffeln Zucker glatt rühren. In einer weiteren Schüssel die Sahne schlagen und anschließend locker unter den Joghurt heben.

3 Jetzt das Trifle in Gläser schichten. Dafür zuerst die Haferflocken-Kekse mit den Händen zerbröseln. In jedes Glas etwa zwei Esslöffel Keksbrösel geben, zwei Esslöffel des Sahnejoghurts darüber geben und mit Rhabarber abschließen. Alle Schichten noch mal wiederholen und das Trifle abschließend mit ein paar Keksbröseln dekorieren. Entweder sofort genießen oder bis zum Verzehr in den Kühlschrank stellen.

**TIPP**

Das Trifle schmeckt auch sehr lecker mit anderen Früchten. Probieren Sie frische Johannisbeeren ohne diese zu Kompott zu kochen, dann ist das Dessert noch schneller fertig.

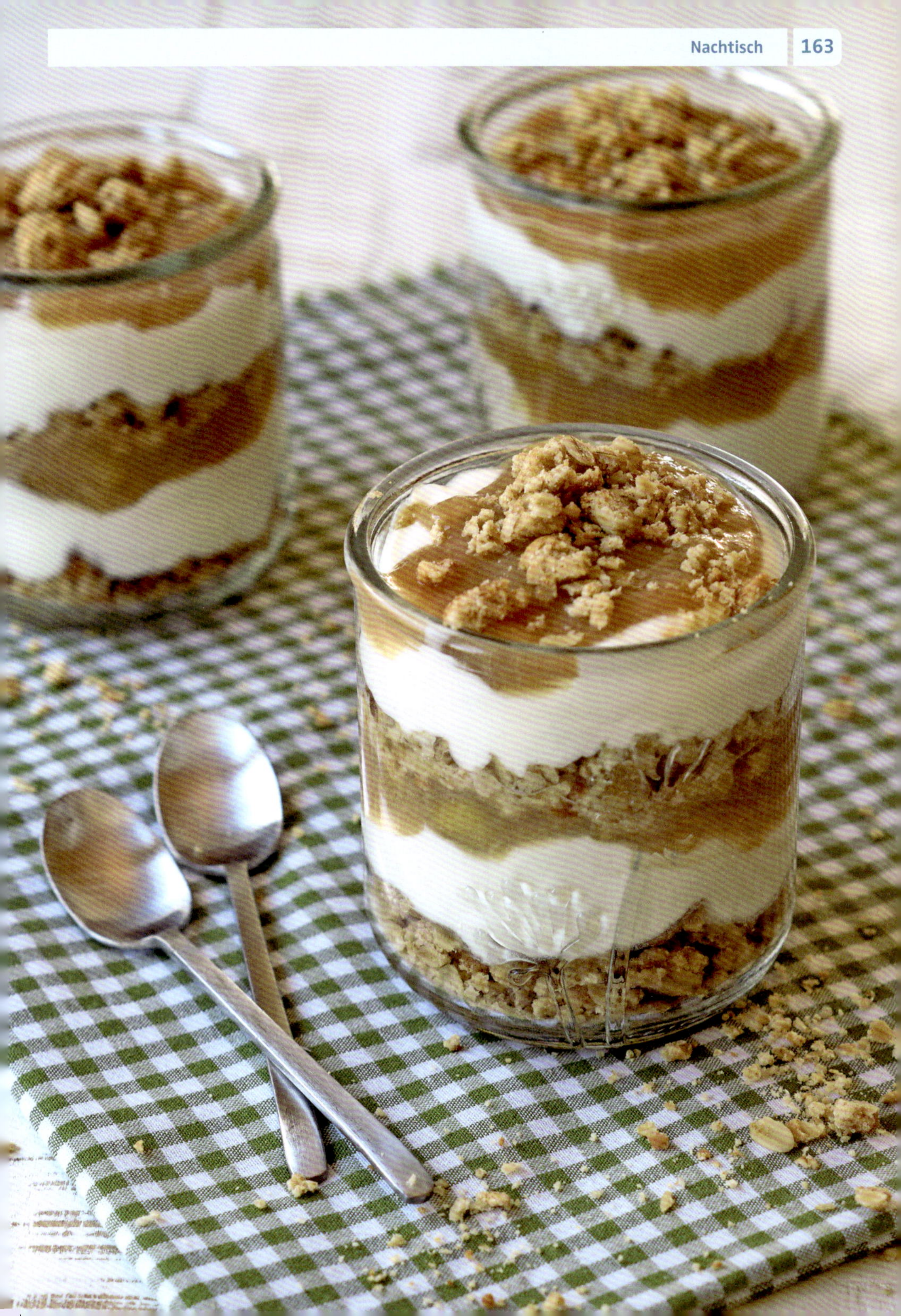

# Rhabarbersorbet

Für 6 Portionen

**Zubereitungszeit: 20 Minuten**
**Kühlzeit: 5–6 Stunden**

**Eine Portion enthält:**

| | |
|---|---|
| 102 kcal (423 kJ) | 0 g Fett |
| 1 g Eiweiß | 23 g Kohlenhydrate |

## Zutaten

- 750 g Rhabarber (nach dem Abziehen etwa 500 g)
- 150 ml Wasser
- 130 g feinster Zucker

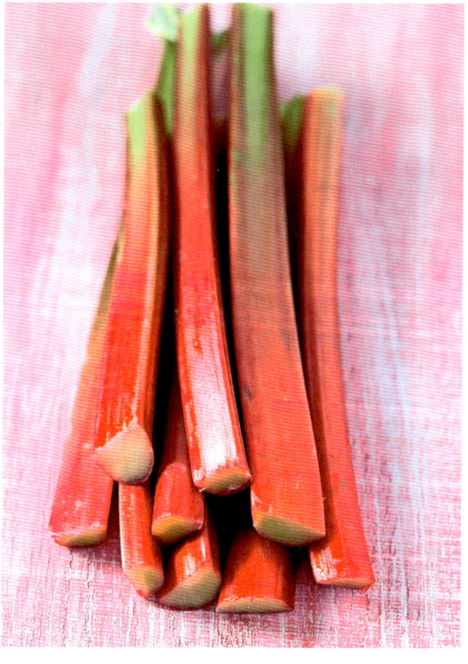

## Zubereitung

1 Rhabarber abziehen und in kleine Stücke schneiden. In einen Topf 150 ml Wasser und 130 g Zucker geben. Alles kurz aufkochen lassen, bis sich der Zucker gelöst hat. Dann den Rhabarber dazugeben. Mit geschlossenem Deckel etwa 10 Minuten weich kochen lassen. Den Rhabarber pürieren und durch ein Sieb passieren.

2 Den Rhabarbersaft in eine mit Backpapier ausgelegte Kastenform (26 cm lang) gießen und abkühlen lassen. Ist der Rhabarbersaft abgekühlt, die Kastenform in den Gefrierschrank stellen und alle 30 Minuten mit einer Gabel durchrühren, damit sich möglichst wenig Kristalle bilden. Insgesamt dauert das Einfrieren etwa 5 bis 6 Stunden.

3 Das Rhabarber-Sorbet nach der Kühlzeit mit einem Eis-Portionierer in kleine Gläser füllen und servieren.

**TIPP**

Sie können das Sorbet auch in „Eis-am-Stiel"-Formen gefrieren lassen. Dann haben Sie allerdings keine Möglichkeit, die Masse zu verrühren, und es bilden sich mehr Eiskristalle.

# Apfel-Pfannküchlein

Für 8 Stück

**Zubereitungszeit: 15 Minuten**
**Quellzeit: 5 Minuten**
**Backzeit: 10 Minuten**

**Eine Portion enthält:**

| | |
|---|---|
| 152 kcal (638 kJ) | 7 g Fett |
| 3 g Eiweiß | 19 g Kohlenhydrate |

## Zutaten

Pfannkuchenteig (Rezept siehe Seite 44)
3 Äpfel
Rapsöl zum Anbraten
Puderzucker

## Zubereitung

1 Pfannkuchenteig zubereiten und quellen lassen. Währenddessen die Äpfel schälen, entkernen und in dünne Streifen schneiden.

2 Etwas Rapsöl in einer Pfanne erhitzen und drei kleine Portionen Teig in die Pfanne geben. Einige Apfelspalten auf den Teig legen und etwa 3 Minuten backen. Die Küchlein dann wenden und nochmals eine Minute backen. Die heißen Apfel-Pfannküchlein aus der Pfanne nehmen, etwas abkühlen lassen. Die restlichen Pfannküchlein backen. Alle noch warm mit Puderzucker bestreuen und direkt servieren.

**TIPP**

Die Pfannküchlein können Sie auch prima mit Blaubeeren zubereiten. Und als Nachtisch serviert, passt eine Kugel histaminarmes Eis ebenfalls perfekt dazu. Das Rezept dafür finden Sie auf Seite 47.

# Kokospralinen

Für 50 Stück

**Zubereitungszeit: 30 Minuten**
**Backzeit: 12 Minuten**
**Abkühlzeit: 30 Minuten**

**Eine Portion enthält:**

| | |
|---|---|
| 63 kcal (263 kJ) | 4 g Fett |
| 1 g Eiweiß | 5 g Kohlenhydrate |

## Zutaten

Biskuitteig (Rezept siehe Seite 46)

**Für die Creme:**

120 g Quark

200 g Crème fraîche

30 g Zucker

200 g Sahne

**Zum Wälzen:**

etwa 80–100 g Kokosflocken

## Zubereitung

1 Biskuitteig herstellen und auskühlen lassen. Währenddessen die Creme herstellen. Dafür Quark mit Crème fraîche und Zucker verrühren. Die Sahne steif schlagen und locker unter die Creme heben.

2 Den vollständig ausgekühlten Biskuit nun mit einem elektrischen Zerkleinerer oder mit den Händen zerbröseln. Den krümeligen Biskuit mit der Creme verrühren und aus der Masse mit den Händen gleichmäßig große Kugeln formen.

3 Kokosflocken in einen tiefen Teller geben, und die Kugeln darin rollen, bis sie komplett mit Kokosflocken bedeckt sind. Danach im Kühlschrank durchkühlen lassen und genießen.

**TIPP**

Die Kokospralinen schmecken sehr gut zu Kaffee oder Tee und sind eine süße kleine Nachspeise, wenn es mal kein großes Dessert sein soll.

# ANHANG

## Hilfreiche Webseiten und Apps

**App „Histamin, Fructose & Co" für iOS und Android**
http://www.baliza.de/apps/histamin.html
Verträglichkeitsliste, ideal zum Einkaufen, individuell einstellbar bei weiteren Intoleranzen. Einmalig kostenpflichtig.

**App „Frag Ingrid" für iOS und Android**
http://www.frag-ingrid.com
Verträglichkeitsliste, eigene Community-Bewertungen der Lebensmittel. Kostenfrei, mit in-App-Käufen für Werbefreiheit.

**App „What's in my meds" für iOS und Android**
https://whatsinmymeds.de
Scanner für Medikamente mit Info zu entsprechender Verträglichkeit. Abo-Modell über in-App-Kauf.

**Schweizerische Interessengemeinschaft Histamin-Intoleranz (SIGHI)**
https://www.histaminintoleranz.ch
Tiefgreifende Hintergrundinformationen und ausführliche Verträglichkeitslisten

# Rezeptregister

## GRUNDREZEPTE



## FRÜHSTÜCK



## BROT UND BRÖTCHEN

### FINGERFOOD UND DIPS



### KUCHEN UND MUFFINS



### KEKSE UND KLEINES GEBÄCK



### NACHTISCH

# Schlank im Job!

## Sven Bachs Jobfood

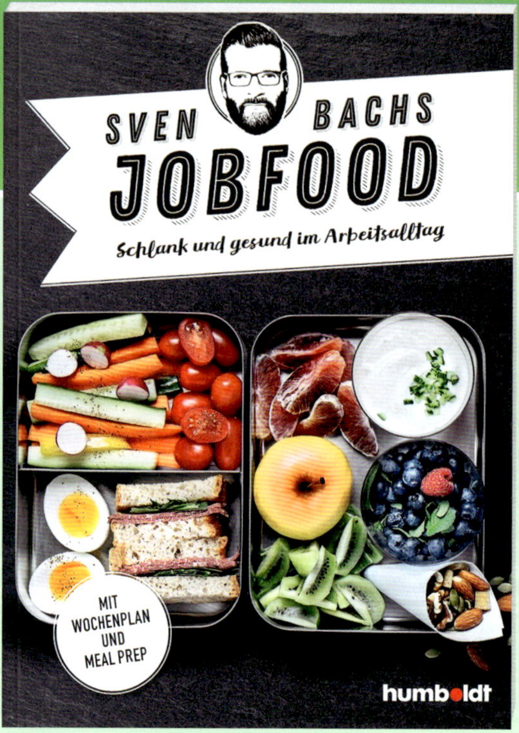


148 Seiten, 54 Abbildungen
15,5 x 21,0 cm, Softcover
ISBN 978-3-86910-332-7
€ 19,99 [D] / € 20,60 [A]

Dieser Ratgeber ist auch als eBook erhältlich.

- Mehr als ein Kochbuch für Berufstätige: Alles rund um gesundes Essen im Beruf und zuhause
- Stress, Naschen und zu Fettiges: viele Berufstätige kämpfen mit ihrem Gewicht und dem Mittagstief
- Viele leckere, schnelle Rezepte für den Abend und als Meal Prep zum Mitnehmen

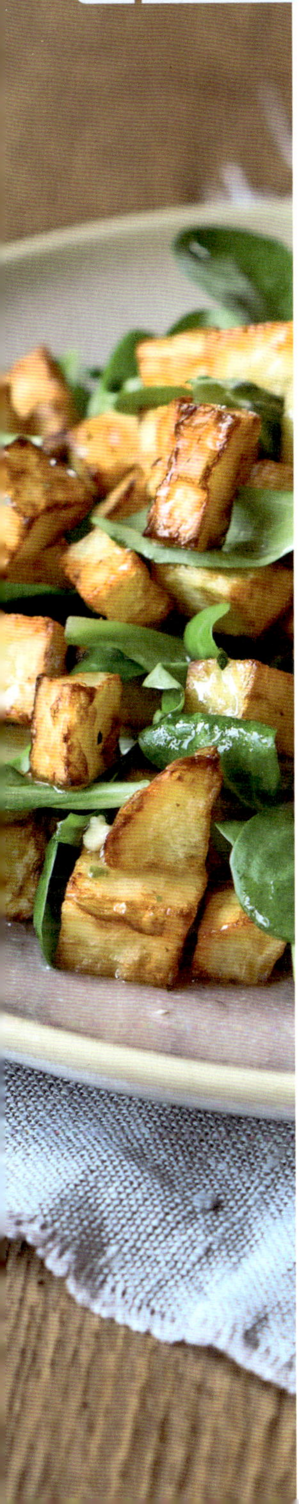

**Bibliografische Information der Deutschen Nationalbibliothek**
Die Deutsche Nationalbibliothek verzeichnet diese Publikation in der deutschen Nationalbibliografie; detaillierte bibliografische Daten sind im Internet über http://dnb.ddb.de/ abrufbar.

**ISBN 978-3- 8426-2916-5 (Print)**
**ISBN 978-3-8426-2917-2 (PDF)**
**ISBN 978-3-8426-2918-9 (EPUB)**

**Fotos:**
*Titelmotiv:* Daniela Mainzer
*Daniela Mainzer:* 2/3, 4, 5, 34/35, 37, 49, 50, 53, 59, 61, 65, 67, 75, 77, 79, 83, 85, 91, 95, 97, 101, 103, 109, 113, 117, 121, 123, 125, 129, 133, 135, 139, 145, 147, 149, 153, 159, 163, 176
*stock.adobe.com:* faustalavagna: 1; filirochka: 6/7; Анна Журавлева: 41; rémy vallée: 42; Sea Wave: 44; Printemps: 45, 127; OlgaKriger: 48; Dervish_design: 72; Maksim Shebeko: 80; og-vision: 119; Elenathewise: 120; Hannes Eichinger: 122; sitriel: 131; Kimsonal: 132; Diana Taliun: 164


Eine Marke der Schlüterschen Verlagsgesellschaft mbH & Co. KG
Hans-Böckler-Allee 7, 30173 Hannover
www.humboldt.de
www.schluetersche.de



Lektorat: Berit Lina Barth, Mössingen
Layout: Groothuis, Lohfert, Consorten, Hamburg
Covergestaltung: Zero, München
Satz: Die Feder, Konzeption vor dem Druck GmbH, Wetzlar
Druck und Bindung: Gutenberg Beuys Feindruckerei GmbH, Langenhagen